Angela Mair

Wie ich eine seltene chronische und schmerzhafte Erkrankung überlebte

„Der Hufschlag eines Zebras"

Mauer Verlag
Wilfried Kriese
72108 Rottenburg a/N
Buchgestaltung: Wilfried Kriese
Titelbild: Angela Mair
Zweite Auflage
2010
ISBN 978-3-86812-227-5
© Alle Rechte vorbehalten

www.mauerverlag.de

Inhalt

8

Vorwort von Dr. Harald Mauler

„Wenn du einen Hufschlag hörst, denke an Pferde, nicht an Zebras!" Dieses wichtige Gesetz soll uns Mediziner daran erinnern, dass wir bei der Abklärung unserer Patienten stets zuerst an die geläufigen Erkrankungen denken sollen. Als ich mit Frau Mair ihre Beschwerden besprach und ihre Krankengeschichte erhob, bildete ich mir allerdings schon ein, den Hufschlag eines Zebras zu hören.

Im Laufe meiner medizinischen Tätigkeit habe ich wiederholt die Existenz einer höheren Macht und somit den Glauben an sich in Frage gestellt. Für mich ist nicht verständlich, wie ein Gott zulassen kann, dass mancher Mensch im Laufe seiner Erkrankung unsagbares Leid und Schmerz ertragen muss. Dank Frau Mair habe ich einen anderen Zugang zu dieser Thematik erfahren. Noch nie habe ich einen Menschen gesehen, der trotz stärkster Schmerzen innere Ruhe ausstrahlt und das Lachen nicht verlernt hat. Gerade eben dieser Glaube ermöglicht erst die scheinbar unlösbaren Probleme des Lebens zu bewältigen - ein Aspekt, für den ich sehr dankbar bin.

Warum für mich als Spitalsarzt das Folgende große Bedeutung hat, liegt auch darin, dass wir zumeist

Patienten nur ein kurzes Stück ihres Weges begleiten und sie dann all zu oft wieder aus dem Blick
verlieren. Selten erfahren wir die gesamte Geschichte und dann noch dazu die eines Zebras...

Dr. Harald Mauler, Wien im Februar 2010

Vorwort von Dr. Christian Quadlbauer

Manchmal galoppieren Zebras sehr leise. Es kommt Gott sei Dank sehr selten vor, als Allgemeinmediziner vor der Situation zu stehen, dass man seinem leidenden Patienten gestehen muss, ratlos zu sein. Alle greifbaren Spezialisten sind konsultiert, jede erdenkliche Untersuchung ist durchgeführt, alle möglichen und unmöglichen Diagnosen samt Therapien sind gestellt. Und trotzdem hat der Patient unerträgliche Beschwerden und bekommt schließlich schweren Herzens Morphine als einzig wirksame Therapie.

Solche Patienten sind selten. Eine davon ist die Autorin, deren Leidensweg ich die letzten 15 Jahre als Hausarzt begleite. Sie ist ein Beispiel dafür, dass trotz aller intensivsten Bemühungen die moderne Medizin an ihre Grenzen stößt. Aber auch dafür, dass man nie aufhören soll, scheinbar unumstößliche Diagnosen zu hinterfragen und die Beschwerden der Patienten trotz Stigmatisierung und Abstempelung als „psychosomatischer Patient", ernst zu nehmen. Die Autorin wurde ernst genommen.

Bemerkenswert an der Krankengeschichte ist auch die unglaubliche Geduld mit der sie ihre immer neuen Beschwerden ertragen hat. Sie ist für mich ein unerklärliches Vorbild für Zuversicht und Stärke. Ihr Schicksal hat mich an die Schicksalsschläge von Hiob erinnert. Ihr Glaube scheint, wie bei Hiob durch ihr Schicksal nicht in Frage gestellt, sondern immer stärker geworden zu sein.

Dr. Christian Quadlbauer, Pettenbach im Mai 2010

Prolog

Die Rettungssanitäter holen mich ab. Ich verabschiede mich von dem Ort, den ich beinahe mit dem Leichenwagen verlassen hätte. „Sie können ein Buch schreiben über uns!" Das meint die Stationsschwester und drückt herzlich meine Hand. Nun ist das Buch fertig.

Seit vielen Jahren bin ich krank. Für manche Krankheit bin ich zu jung. Dementsprechend lange dauert es bis zur Diagnose. Ein Teil meiner Beschwerden sind wiederkehrende Schmerzen im Bauch. Sie begleiten mich mehr als ein halbes Leben lang. Als mysteriös bezeichnet ein Arzt meine Beschwerden. 16 Jahre nachdem ich das erste Mal deswegen einen Arzt aufsuche, findet man den Namen dafür. In den letzten zwei Jahren vor der Diagnose verbringe ich über 360 Tage in verschiedenen Krankenhäusern. Mehrmals gibt es lebensbedrohliche Komplikationen. Die meiste Zeit hänge ich an der künstlichen Ernährung.

Man verweigert mir Schmerzmittel. Schwestern, Ärzte, aber auch Seelsorger und Psychologen nehmen mich nicht ernst. Mein Hausarzt und mein Internist schon. Ich solle nach Wien gehen. Wien – in die Großstadt. Nein. Das ist mir zu laut, zu fremd, wieder alles von vorne beginnen. Mein Zustand verschlechtert sich. Ich bin bereit für Wien. Dort wird die Diagnose „Arteria mesenterica superior Syndrom" gestellt, eine seltene Erkrankung. Zu diesem Zeitpunkt kann ich ausschließlich nur mehr über die Vene ernährt werden, da Nahrungs- und Flüssigkeitszufuhr stärkste Schmerzen verursachen. Nach einigen schweren Komplikationen werde ich im Juni 2009 erfolgreich operiert.

Meine Texte sollen Einblick geben in ein Leben, das von unerträglichen Schmerzen, dem teilweise unerträglichen Umgang damit und auch vom Bemühen, Abhilfe zu schaffen, geprägt ist.

Mit meiner Erkrankung „Arteria mesenterica superior Syndrom" gehöre ich zur großen und wegen der mit lang anhaltenden, nicht einzuordnenden Schmerzzuständen verbundenen Belastungen kaum artikulierungsfähigen Gruppe von Kranken, die am Rande der Medizin stehen. Mit den Worten des Mediziners: „…die eine exotische Krankheit, - also ein Zebra - im Unterschied zu einem häufig vorkommenden Pferd, haben."

Die Texte sollen jenen Mut machen, ihrem Erleben Ausdruck zu verleihen, denen es ähnlich geht. Sie sollten auch eine Anregung sein, die eigenen Kraftquellen zu entdecken.

Den Medizinern möchte ich Mut machen, sich darauf einzulassen, was Patientinnen und Patienten zu sagen haben. Für sie kann es auch eine Anregung zur Selbstreflexion sein

Meine Texte erzählen von meiner Nähe zum Tod, genauso wie über Ressourcen, durch die ich das Erlebte ertragen konnte.

Ich meine, damit wesentliche Geheimnisse oder Rätsel des Lebens überhaupt zu berühren.

Die Hölle

Schmerzen müssen nicht sein, sagt die Palliativmedizin. Schmerzen können nicht sein, sagt der Oberarzt.

Ich warte seit zwei Stunden auf eine Ultraschalluntersuchung. Patienten kommen nach mir. Sie gehen vor mir. Ich melde mich mehrmals. Sie kommen gleich dran, heißt es. Ich kann mich kaum mehr auf dem Sessel halten. Endlich. Der Arzt lächelt von oben herab: „Sie schon wieder!" Die Untersuchung dauert eine Minute. Alles unauffällig. Mein Schmerzpegel nähert sich 10 (Schmerzskala: 0=schmerzfrei, 10=unerträglich). Ich kann nicht mehr gehen. Ich lasse mich mit einem Wagen auf die Station bringen. Dort beginnt der Weg durch die Hölle.

Die üblichen Schmerzmittel helfen nicht mehr. Ich brauche ein Opiat. Das sagt meine langjährige Erfahrung. Es ist inzwischen 14.30 Uhr. Ich bekomme Tropfen. Sie bringen keine Erleichterung. Um 15.00 Uhr melde ich mich wieder. Nichts geschieht. Ich halte es nicht mehr aus. Um 15.15 Uhr läute ich nochmals. Ich weine vor Schmerzen. Wieder vergeht eine halbe Stunde. Keiner kommt. Keiner bringt mir ein Schmerzmittel. Ich gehe durch die Hölle. Ich läute wieder. Um 16.00 Uhr findet mich die Krankenhausseelsorgerin in diesem Zustand. Sie interveniert im Dienstzimmer. Man schickt sie mit der Antwort, ich hätte schon eine Infusion bekommen. Eine Viertelstunde später taucht die Turnusärztin mit der Infusion auf. Inzwischen bin ich aggressiv und zornig. Die Turnusärztin redet sich auf den Oberarzt aus. Der wäre so lange nicht erreichbar gewesen. Sie übermittelt mir auch: Ich kann keine Schmerzen haben, sagt der Oberarzt. Die Infusion bringt kaum Linderung. Manchmal stürzen sich Patienten vor Schmerzen aus dem Fenster. Ich verstehe das jetzt. Das sag ich der Turnusärztin. Sie zuckt hilflos mit den Schultern. Ohne Oberarzt könne sie nichts tun. Ich gebe nicht auf. Ich läute wieder. Tränen trüben meinen Blick. Man sagt mir jetzt, ein starkes Schmerzmittel könnte ich erst zum Schlafen haben. Früher gehe das nicht. Es ist erst 17.00 Uhr. Die Schmerzen sind mehr als unerträglich. Man verordnet mir Beruhigungstropfen. Ich weise sie zurück. Meine Geduld ist am Ende. Endlich hat eine andere Turnusärztin Erbarmen mit mir. Nach mehr als drei Stunden unerträglicher Schmerzen bekomme ich das Opiat. Die Schmerzen lassen nach. Ich möchte mich bei der guten Seele bedanken und sie umarmen. Den Oberarzt möchte ich jetzt eine Zeit lang nicht sehen. Er hat mich in die Hölle geschickt. Es sollten noch weitere Höllentage folgen.

Nacht

Kranke sind in der Arbeitswelt unbrauchbar. Mit zunehmender Krankheit verliere ich an Wert am Arbeitsmarkt. Ich kenne meine Werte. Auch mit meinen Krankheiten kann ich noch gute Arbeit leisten. Das weiß ich. Mein Dienstgeber sieht das anders. Ich werde meines Leitungsamtes enthoben. Wenige Monate später verliere ich meinen Arbeitsplatz. Jemand vom Krankenhauspersonal hat beim Dienstgeber interveniert. Ich weiß nicht wer. Jeder hier kann es gewesen sein.

Ich höre meinen Namen. Die Schwestern lachen. Mein Zimmer liegt neben dem Dienstzimmer. Mein Gehör ist sehr gut, zu gut. Die Schwestern machen sich über einen Patienten lustig. Sie schimpfen lauthals über jemanden. Ich bitte um ein Schmerzmittel. Ein paar Sekunden später höre ich durch die Wand: „Die Mair schon wieder!" Manchmal werden die Stimmen abfällig. Ich habe starke Schmerzen. Man lässt mich warten. Nebenan höre ich nur großes Gelächter.

Ich will nichts mehr mithören. Ich halt das nicht mehr aus. Es scheint mir, dass ich zum Spott der Abteilung geworden bin. Die Sonne hat sich für mich verfinstert. Mein Wille zu flüchten ist stärker als die Schmerzen. Ich ziehe mich an. Mein

Auto steht auf dem Parkplatz. (Die Schmerzen
haben mich wieder einmal vom Arbeitsplatz ins
Krankenzimmer geholt.) Ich verlange bei der
Stationsschwester einen Ausgang. Ohne Fragen
wird er mir gewährt. Meine Gedanken sind ver-
schwommen. Ich will nur weg. Weit weg, wo es
keine Menschen gibt. Ganz alleine will ich sein.
Ich fahre einfach los. Um mich herum ist Nebel.
Ich lenke mein Auto in ein schmales Tal. Ich bin
in Gefahr. Das weiß ich. Verzweifelt versuche ich
eine Verbindung zu einer Freundin herzustellen
– unerreichbar. Ich versuche es bei anderen Freunden. Keiner hebt ab. Dann - kein Empfang mehr.
Ich irre im Wald umher. Ich weine - und ich bete.
Meine ganze Not schreie ich heraus. Ich denke an
die Beter der Psalmen. Das Gebet gibt mir Kraft.
Langsam kommt meine Freude zurück. Menschen
haben fast mein Leben zerstört – fast. Es gibt einen der stärker ist. Und es gibt genug zur Freude. Ich freue mich über die Natur. Das Rauschen
des Wildbaches macht mich glücklich. Ich klettere
ins Bachbett hinunter. Auf einem Felsen kann ich
gut stehen. Hinter mir stürzt das Wasser zwei Meter den Felsen hinunter in einen Kessel. Vor mir
sammelt es sich in einer Mulde. Ich wasche meine Tränen ab. Und ich trinke. Plötzlich wird es
Nacht um mich. Im Wasser komm ich wieder zu
mir. Mein Körper hat ein paar Augenblicke Pause
von den Anstrengungen der letzten Tage gesucht.

Ich sitze auf dem Felsen. Langsam erfasse ich die Wirklichkeit: Leichtsinnig riskiere ich mein Leben. Ich werde vor dem Tod bewahrt. Ein Wunder oder tausend Schutzengel. Ich bin nicht den Felsen hinunter gestürzt. Ertrunken bin ich auch nicht. Ich weine. Diesmal vor Freude. Gott beweist mir zum hundertsten Mal: Er will, dass ich lebe. Und ich bin nicht ertrunken.

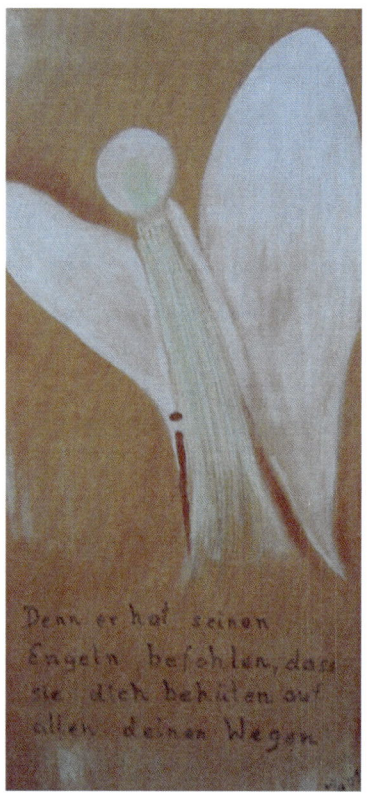

Manchmal

Manchmal bin ich verzweifelt,
wenn meine Augen sehr jucken
und ich starke Schmerzen habe,
wenn ich nur mit Krücken gehen kann
und die Müdigkeit unerträglich ist.

Manchmal träume ich,
dass ich erfrischt aufwache
und ich schmerzfrei bin,
dass ich arbeiten kann wie früher
und auf einen Berg gehen kann.

Manchmal bin ich glücklich,
wenn ich mit jemandem lache
und ich mich über den Hund freue,
wenn ich jemandem helfen kann
und mein Dasein einfach genügt.

Immer ist einer da,
wenn ich manchmal verzweifelt bin
und manchmal träume,
wenn ich manchmal glücklich bin.
Immer ist einer da.

Der Sir

Ich muss meinen Rehabilitationsaufenthalt abbrechen. Wieder bin ich mit starken Schmerzen im Bauch aufgewacht. „Optimismus in Ehren, jemand anderer wäre eh schon verzweifelt. Aber so haben sie doch keine Lebensqualität mehr!" meint der Arzt. Er schickt mich ins Krankenhaus. Die Abteilung schockiert mich. Auf der Rehabilitation ein Einzelzimmer mit Nasszelle, hier sechs Betten. WC und Dusche am Ende eines langen Ganges. Die Hygiene ist mehr als mangelhaft. Doch am meisten schockiert mich das kriminelle Verhalten einer Schwester und eines Oberarztes. Die Schwester fälscht Pflegeberichte. Der Arzt stellt ohne Untersuchungen (Fehl!)-diagnosen. Die Schwester sagt: „Die Frau Mair ist eh nicht krank." Der Arzt macht alle Patienten nieder. Mich begrüßt er mit einem Blick von oben herab: „Na, Madame?" Er klärt mich auf. So viele Frauen laufen mit Verdauungsstörungen herum. Ich wäre nicht die Einzige. Er nimmt mich von Anfang an nicht ernst. Ich ihn auch nicht. Ich begrüße ihn mit „Sir". Mein Tagebuch beinhaltet eine Liste seiner Zitate. Sie würden für ein Verfahren reichen. Beinahe wäre es auch soweit gekommen. Er wird verwarnt. Die Visite muss ein Kollege übernehmen.

Der Sir ist groß und schlank und schwarzhaarig. Vielleicht finden ihn manche auch schön. Er fühlt sich auf jeden Fall so. In einer Arztserie würde er eine gute Rolle spielen. Er kennt sie – diese Filme. „Sie brauchen nicht glauben, wir sind hier im Fernsehen, wo die Ärzte alles wieder gut machen!" Meine Mitpatientin lebt mit einer künstlichen Niere. Sie wartet auf eine neue Leber. Es wird nichts mehr so wie es einmal war. Das weiß sie. Der Sir weiß nichts. Er fragt die Patientinnen, ob sie die Infusionen noch brauchen. Er fragt, warum sie das Antibiotikum intravenös bekommen. Lieber spielt er eine Rolle. Die letzte Visite ist filmreif. Die Turnusärztin spielt den Oberarzt. Der Sir schlüpft in die Rolle des Turnusarztes. Ich durchschaue das Spiel. Ich liege schon fast vier Wochen hier. Ihre wahren Funktionen kenne ich. Der Sir ist in erster Linie ein Techniker. Er bedient das Endoskop. Ihn interessiert das Innere der schlafenden Patienten. Die wachen Patienten sind seine Gegner. Ihnen genügt seine angebliche Schönheit nicht. Sie stellen Fragen. Antworten bekommen sie von ihm keine. Stattdessen hören Sie: „Ach, ihr seid ja alle kurz vor dem Sterben!" Eines Tages wird auch der Sir seine Rolle ablegen müssen.

International

Sechs Betten, vier Nationen. Menschen aus anderen Ländern interessieren mich. Sie erweitern meinen Horizont.

Oi kommt aus Thailand - eine ausgesprochene Schönheit. Sie spricht kaum Deutsch. Genauso wenig Englisch. Wir verständigen uns aus einer Mischung der wenigen Brocken ihrer Sprachkenntnisse. Den Rest machen wir mit Händen und Füßen. Oi unterstützt mich, wo es geht. Sie bringt mir Wasser und sie bringt mich auf die Toilette am Ende des langen Ganges. Wenn ich nicht mehr gehen kann, fährt sie mich mit dem Wagen. Geduldig wartet sie, bis ich fertig bin. Dann bringt sie mich wieder zurück. Wenn ich kann, gehe ich mit Oi in den Garten Tauben füttern. Wir haben viel Spaß zusammen. Als Oi entlassen wird, bin ich traurig. Der Sonnenschein im Zimmer fehlt mir. Ich kämpfe mich alleine zum WC. Die Schwestern sehen mich. Sie rühren keinen Finger. Manchmal erbarmt sich ein Arzt. Er schiebt mich zur Toilette oder ins Zimmer zurück.

Rechts neben mir liegt eine Inderin. Sie spricht kein Wort Deutsch. Für die Zeichensprache zeigt sie keinerlei Ambitionen. Die meiste Zeit ist sie mit der Familie auf dem Gang. Sie trägt die indische Tracht. Ihr Speiseplan: drei Mal täglich Reis.

Links neben mir liegt ein Mädchen aus Rumänien. Sie macht Urlaub bei einer Freundin. Ein Hepatitis Virus hat sie erwischt. Mihaela spricht wenigstens gut Englisch. Ich erfahre sehr viel über ihr Land. Sie erzählt mir auch über die Situationen in den rumänischen Krankenhäusern. Es ist hier wie in Rumänien, stellt sie fest. Kein gutes Zeugnis für diese Abteilung. Dennoch erlebt hier Mihaela Ostern und Weihnachten zugleich. Sie ist nicht versichert. Das Krankenhaus übernimmt die gesamten Behandlungskosten. Mihaela und ich umarmen uns mit Tränen der Freude. Gut, dass wir in Österreich sind und nicht in Rumänien.

Die vierte Nationalität ist natürlich Österreich. Lies ist schon seit fast zehn Jahren Nieren transplantiert. Sie wartet auf eine neue Leber. Noch ist sie im berufsfähigen Alter. Ich frage mich: Was täte ich an ihrer Stelle? Inzwischen hat sie eine neue Niere und eine neue Leber. Auch Monika ist aus Österreich. Sie ist in meinem Alter. Auch sie wartet auf eine Niere. Den Sir hat sie besonders lieb. Er brachte sie nicht nur einmal zur Verzweiflung.

Nach drei Wochen wird die Inderin entlassen. Else aus Dänemark nimmt ihren Platz ein. Sie ist 81.

Von ihr werde ich sehr bemuttert. Sie ist wie eine Oma.

Beim Personal gibt es nicht so rasch einen Wechsel. Manche Schwester oder Reinigungsdame würde ich aber sofort austauschen.

Der Anteil nicht österreichischer Herkunft liegt beim Reinigungspersonal in diesem Krankenhaus bei 100 %. Das Pflegepersonal hat zur Hälfte einen Migrationshintergrund.

Träume

Manchmal träume ich über ein kommendes Ereignis. Ein Traum bereitet mich oft auf eine Wirklichkeit vor. Im Wachzustand würden mir diese Dinge nicht in den Sinn kommen. Auch dieses Mal. In meinen Träumen liege ich in verschiedenen Krankenhäusern. Ich sehe mich auf Intensivstationen. Ich liege auf Operationstischen. Einmal liege ich mit meiner verstorbenen Großmutter in einem Zimmer. Wie als Kind lege ich meinen Kopf auf ihre Brust. In den Wochen dieser Träume bin ich in einem guten gesundheitlichen Zustand. Es gibt keinen Grund, solche Träume zu haben. Nun verbringe ich schon über einen Monat im Krankenhaus. In ein paar Tagen werde ich ein anderes Krankenhaus überstellt. Heute war ich das erste Mal auf der Intensivstation – als Patientin. Der erste zentrale Venenzugang wurde gesetzt. Die Ernährungsinfusionen haben meine Armvenen zerstört. Der ZVK erspart mir das mehrmalige, tägliche Venflon-Stechen. Seit ich hier bin, habe ich keine Träume mehr. Zumindest nicht solche. In schlaflosen Nächten träume ich von Schmerzfreiheit - wenigstens für ein paar Stunden. Manchmal wage ich es von mehr zu träumen. Da träume ich von den Bergen, die ich erklimme. Ich träume von Reisen in ferne Länder. Dann wieder kommt mir alles wie ein Traum vor. Dass das Krankenhaus

meine zweite Heimat geworden ist, dass ich nur
mehr über Katheter ernährt werden kann, dass ich
ohne Opiat die Schmerzen nicht mehr aushalten
kann, das alles kommt mir wie ein Traum vor. Ich
träume, dass alles nur ein Traum sei. Eines Tages
werde ich aus diesem Traum erwachen. Und alles
wird gut sein.

Gute Freunde
träumen mit mir.
Sie sind eine
Quelle der Hoffnung
und der
Lebensfreude.

Israelische Musik

Zum x-ten Mal werden meine Pläne von meiner Krankheit durchkreuzt. Wieder storniere ich eine Buchung. Buchungen mit Stornogebühren kommen für mich nicht mehr in Frage. Eine Romreise habe ich wegen überdurchschnittlich hohen Stornogebühren verschenkt. Meine nicht angetretenen Reisen, Fortbildungen oder Seminare kann ich nicht mehr zählen. Längst habe ich mich auf diese Variable in meinem Leben eingestellt.

Meine Freundinnen fahren zum Tanzseminar – ohne mich. In Gedanken und per SMS bin ich mit ihnen. Sie lernen israelische Tänze. Währenddessen stehe ich unter der Dusche in meinem Krankenzimmer. Ich singe und wiege mich.

Die Schwester bringt mir ein Paket. Eine CD mit den israelischen Tänzen. Jetzt geht es los! Ich tanze nach der Musik. Gut, dass ich alleine im Zimmer bin. Auf einer Seite hängt das Kopfhörerkabel, auf der anderen Seite meine Ernährungsschläuche. Mein Spielraum ist nicht groß. Groß genug, um mich hin und her zu bewegen. Ich tanze, bis ich erschöpft bin. Dann falle ich ins Bett. Ich höre die Musik. Meine Hand gibt den Takt dazu. Die Musik lenkt mich von den Schmerzen ab. Oft sind die Schmerzen zu stark. Da kann ich nicht mehr Musik hören. Ich höre sie immer wieder – die israelischen Tänze. Ich habe mich noch nicht satt gehört. Und sie lassen mich nicht still halten. Manchmal kann ich nur meine Zehen dazu bewegen. Das ist besser als gar nichts. Die Musik hält mich in Bewegung – äußerlich und innerlich. Dieser israelischen Musik verdanke ich es, dass ich meine Muskeln wider Erwarten halbwegs erhalten kann. Sie begleitet mich auf meiner Tour durch die Krankenhäuser. Die einzige CD, die in meinem Gepäck verstaut ist.

Ein Freund ist jemand,
der die
Melodie deines Herzens
hört
und sie dir vorsingt,
wenn du sie
vergessen hast.

Quelle unbekannt

„Beten sie für uns"

An manchen Tagen kann ich nicht beten. Andere machen das für mich. Dann darf ich mich in diesem Gebetsnetz aufgehoben fühlen. Im Laufe meiner Krankheit wird das Netz sehr groß. Ich kenne nicht mehr alle Knoten. Eine große, zum Teil mir unbekannte Gemeinschaft betet für mich. Die Frucht davon ist mein innerer Frieden und meine Gelassenheit.

Seit Jahren bete ich für die Ärzte und das Pflegepersonal. Besonders für „meine" Ärzte und diejenigen, die mir das Leben oft schwer machen. Fünf Wochen liege ich schon hier. Ich bekomme einiges mit. Es gibt Schwierigkeiten auf der Station. Heute ist die letzte Visite hier. In wenigen Stunden werde ich in ein anderes Krankenhaus gebracht. Der Chef kommt mich persönlich verabschieden. Der Oberarzt und die Turnusärztin begleiten ihn. Ein Telefonat des Chefs unterbricht die Visite. Ich merke, dass er sich mit einem Problem herumschlagen muss. Nach geraumer Zeit beendet er das Telefonat mit einem Seufzer. „Alle wollen immer die Ersten sein. Das geht nicht." Ich stimme ihm zu. Der Satz aus der Bibel über die Letzten und die Ersten fällt mir ein. Ich zitiere ihn. Der Chef schließt meine Visite ab. Er wünscht mir alles Gute. Seine Hand drückt fest die Meine. Er schließt eine Bitte an:

„Wir haben es nicht leicht. Bitte beten Sie für uns, Frau Mair." Ich versichere ihm, dass ich es mache. Ich liege da, muss über Schläuche ernährt werden. Immer wieder müssen Opiate meine Schmerzen erträglich machen. Doch ich kann noch so viel tun. Das sag ich zum Abschied den Ärzten. Dann verabschieden mich alle sehr herzlich mit guten Wünschen. Mit der Bitte, mich bald zu melden, verlassen sie mein Zimmer. Ich bin sehr berührt. Tränen rollen über meine Wangen. Meine geheimnisvolle Krankheit hat einen Sinn.

Gott segne dich,
mein Freund.
Er sei dir nahe in allem,
was dir begegnet.

Er nehme dich
in seine starken Arme
und lasse dir
aus Glück und Leid
Gutes werden.

Er bewahre deine Seele
in allen Gefahren
und behüte dich,
wie nur er es kann.

Irischer Segen

Augenblicke

Das Leben ist wie ein Pilgerweg. Im Moment gehe ich nach Santiago de Compostella. Das Buch fesselt mich. Ich ziehe Vergleiche zu meinem Leben. Seit zwei Monaten bin ich schon unterwegs. Ich habe nicht viel Gepäck dabei. Und doch zuviel für meine Reise. Zum Leben brauche ich wenig Materielles. Ich brauche die Hoffnung, dass mein Weg besser wird. Ich brauche die Liebe, die mir von den Menschen geschenkt wird. Und ich brauche den Glauben, dass alles gut wird. Mein Ziel habe ich vor mir. Ich weiß nicht wann, und ich weiß nicht, wie ich es erreiche. Für mich genügt, Augenblick für Augenblick meinen Weg zu gehen. Schritt für Schritt. Das Tempo bestimme ich. Ich gehe nicht alleine. Viele Menschen begleiten mich. Auf der Dachterrasse des Krankenhauses habe ich ein Stück Natur. Auf meiner Haut darf ich den Wind und die Sonne spüren. Meine Augen können sogar meine geliebten Berge sehen. Ich spüre kein Heimweh. Ich lebe im Augenblick. Der Augenblick genügt. Der ist hier in meinem schönen Zimmer. Im Augenblick höre ich die Nachtschwester. Viele Menschen begegnen mir auf meinem Pilgerweg mit großer Freundlichkeit. Auch sie. Noch immer ist ihre Arbeit Berufung – mit über fünfzig Jahren. Ich gehe meinen Weg weiter. Augenblick für Augenblick. Das hilft mir, Kräfte zu sparen.

Manchmal ist mein Zustand sehr schlecht. Ich glaube, nur mehr eine Minute aushalten zu können. Minute um Minute vergeht. Es wird Abend. Ich bin dankbar. Ich habe wieder einen Tag geschafft. So habe ich die letzten zweieinhalb Tage durchgehalten. Eine Komplikation ist aufgetreten. Kein Arzt findet die Ursache. Mir ist so übel, dass ich fast in Agonie falle. Ein Priester und Freund besucht mich. Er betet an meinem Krankenbett. Plötzlich hab ich einen Gedanken. Die Ärztin hängt auf meine Bitte hin die Dauerinfusion ab. Mein Zustand bessert sich. Fast wäre mein Pilgerweg abrupt zu Ende gewesen. Die Schwester gesteht mir nun: Alle haben gedacht, dass ich sterben werde.

Mit einem
Freund
an der
Seite
ist
kein Weg
zu lang.

aus China

Eitelkeit

Zwei Monate Krankenhaus, zwei Monate daheim.
Drei Wochen Krankenhaus, drei Wochen daheim.
Die Abstände werden immer kürzer. Jedes Mal
muss ich an die künstliche Ernährung angeschlossen werden. Jedes Mal sind meine Armvenen ka-
putt. Jedes Mal muss ein zentraler Venenkatheter
gelegt werden. Auch dieses Mal scheitert der Ver-
such mit hochkalorischer Trinknahrung. Schon
ein paar Schlucke verursachen starke Schmerzen.
Der Arzt will mir eine Magensonde einreden. Die
Verlegung einer Sonde ist weniger risikoreich als
das Legen eines Cavakatheters. Ich will nicht. Mit
einem Schlauch im Gesicht bin ich ein Blickfang
der Leute. Da bin ich zu eitel. Den zentralen Venenkatheter am Hals kann ich unter einem Tuch ver-
bergen. Die Narben stören mich nicht. Mit meinen
Narben am Hals kann ich keinen Schönheitswett-
bewerb mehr gewinnen. Das weiß ich. Eine Sonde
in der Nase stört mich. Lieber gehe ich das größere
Risiko eines Cavas ein. Bis jetzt ist keine Komplikation passiert. Bis jetzt. Dieses Mal ist es anders.
Die Ärztin sticht blindlings. Sie sticht zwanzig
Mal – ohne Erfolg. Sie erwischt irgend etwas. Ich
schreie auf. Unter zu Hilfe holen einer Kollegin
vollendet sie ihr Werk. Jeder Atemzug schmerzt
unerträglich. Ich bin an das Bett gefesselt – fünf
Tage lang. Die erste Komplikation beim Verle-

gen eines zentralen Venenkatheters ist aufgetreten
– Pneumothorax. Die Ärztin hat meine Lunge an-
gestochen. Es sollte nicht die letzte und schwerste
Komplikation gewesen sein. Bei Cava Nr. 11 passiert das Schlimmste. Mein Leben hängt an einem
seidenen Faden. Es folgen noch Cava Nr. 12 und
Nr. 13. Eine Magensonde wäre keine Alternative
gewesen. Das erfahre ich Monate später. Das Problem lag beim Zwölffingerdarm. Nahrungszufuhr
über den Magen hätte mir unvorstellbare Schmerzen verursacht. Meine Eitelkeit hat mich vor einer
vergeblichen Implantation bewahrt.

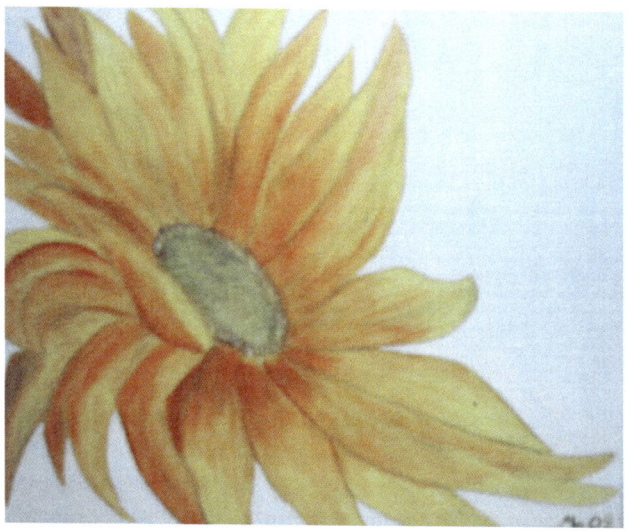

Kündigung der Freundschaft?

Viele Freundinnen und Freunde begleiten mich durch die schwere Zeit. Täglich fragt jemand nach oder besucht mich. Zeitweise habe ich auch Internetzugang. Da kann ich per Mail Kontakte halten. Manchmal sind es Hilferufe. „Halt durch!" sagt die eine Freundin. „Halt die Ohren steif!" sagt die andere. Die Schmerzen nehmen mir die ganze Körperkraft. Mein Rücken schmerzt und brennt. Es ist als würde ich in glühendem Feuer liegen. Mein Bauch schmerzt. Mein ganzer Oberkörper – nur Schmerz. Die Schwester ermutigt mich. Ich soll rechtzeitiger ein Schmerzmittel verlangen. Dann läute ich früher. Sie macht mir einen Vorwurf. So oft kann ich nicht etwas haben. Ich bin verzweifelt. Unter der Decke weine ich. Es ist fünf Uhr früh. Meine Freunde schlafen noch. Einer nicht. Ich rufe Gott an. Er hebt immer ab. Ich beklage mich bei ihm über die Schwester. Und über meinen unerträglichen Zustand. Wenn er will, dass ich diese unendlichen Schmerzen aushalte, dann kündige ich meine Freundschaft. Punkt. Das sag ich ihm. Nach einigem Ringen stelle ich fest: Ich habe nur einen wahren Freund und Helfer. Ohne ihn wäre mein Leben verloren. Gott will nicht, dass ich so leide. Mit seiner Hilfe halt ich durch. Er gibt mir Kraft. Ich bete: Herr, bitte lass mich ein paar Stunden schmerzfrei sein! Ich weiß gar nicht mehr wie das ist. Bitte, bitte lieber Gott! Er schickt mir eine verständnisvolle Ärztin. Sie erfasst meine Situation. Großzügig gibt sie mir ein stärkeres Opiat. Die Schmerzen werden besser. Halleluja! Ich könnte singen und jubeln vor Freude. Ein paar Tage später bin ich schmerzfrei. Ich könnte tanzen und in die Luft springen. Ich könnte die ganze Welt umarmen. Mein Leben ist ein Geheimnis und ein Wunder zugleich. Ich habe dieses Geheimnis angenommen. Gott ist der beste Freund. Er lässt mich auch in den schlimmsten Situationen nicht im Stich. Meine Freundschaft zu ihm kündige ich jetzt doch nicht.

Der wahre Freund ist der,
von dem man
ohne Worte
verstanden wird.

aus Flandern

Humor

Meine Krankengeschichte ist lang und schmerz-
voll. Mein Herz ist dennoch voll Freude und Zuversicht. Es gibt auch andere Tage. Da habe ich
nichts zu lachen. Die meisten Patienten haben
wenig Sinn für Humor. Ich schon. Das Negative
meines Lebens vergesse ich schnell. Meine Mitpa-
tientinnen aber nicht. Karoline ist eine Ausnahme.

Karoline hat Humor. Ich auch. Wir haben viel
Spaß zusammen. Im Fernsehen gibt es Faschings-
sitzungen. Ich bin kein Faschingsnarr. Aber hier
im Krankenhaus habe ich Lust nach einer spaß-
vollen Unterbrechung. Wir hecken einen Plan aus.
Unsere Angehörigen unterstützen uns.

Am Faschingdienstag liegen wir maskiert im Bett.
Unsere Verkleidung bringt auch ernste Gesichter
zum Schmunzeln. Überall im Zimmer hängen Pa-
pierschlangen. Auch im WC. Auf dem Tisch stehen
Sekt und Knabbergebäck. Wir laden die Ärzte bei
der Visite auf einen Sekt ein. Sie geben uns einen
Korb. Im Dienst ist Alkohol nicht erlaubt. Wir feiern Fasching. Wir zwei alleine. Außerhalb unseres
Zimmers ist Alltag. Hektik, ernste Gesichter, trau-
rige Gestalten. Keine Spur von Humor. „Bei uns
gibt es nichts zu lachen", meinen einige Schwestern. Ich gehe gerne in unser Zimmer zurück. Hier

ist es lustig. Wir haben Schmerzen, starke Schmerzen. Wir lachen trotzdem.

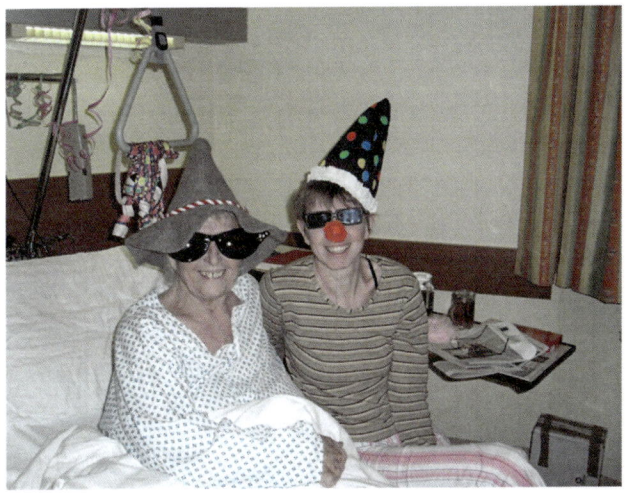

In Wien behalte ich mir meinen Humor. Ich scherze viel. An manchen Tagen vergeht mir das Lachen. Die Schmerzen sind zu schlimm. Dann schafft es der Krankenhausseelsorger mit einem Witz mich zum Lachen zu bringen. Ich habe eine schwere Untersuchung. Das Team starrt ratlos auf den Bildschirm. Ich erzähle den Ärzten samt Schülern und Studenten inzwischen einen Witz. Nach der letzten Operation sagt ein Arzt vor der Infiltration immer: „Bitte jetzt nicht lachen!" Aber dazu eine eigene Geschichte…

Jesus und der Hl. Geist schmieden Urlaubspläne. Der Hl. Geist macht einen Vorschlag. „Wie wär es mit Jerusalem?" meint er zu Jesus. „Oh, nein!" ruft Jesus entsetzt. „Dort haben sie mich umgebracht. Da habe ich keine guten Erinnerungen." Beide überlegen hin und her. Da hat Jesus einen Einfall. „Wie wär es mit Rom?" fragt er den Hl. Geist. „Oh, das ist eine gute Idee!" ist der begeistert. „Dort war ich eh noch nie!" (einer der Witze, die mir der Priester am Krankenbett erzählt hat)

Mein Projekt

Ich beginne ein Projekt – trotz Krankheit. Ich male mit den stationären Patientinnen und Patienten Bilder und gestalte Steine. Die Kranken schätzen dieses Angebot sehr. Sie kommen gerne. Für sie ist es eine Ablenkung von der Krankheit und von den Schmerzen. Inzwischen bin ich selber schon lange Patientin. Wenn es mein Zustand zulässt, fahre ich mit meinem Futterständer zum Malnachmittag. Bald hole ich mir die Malsachen in das Krankenzimmer. Das Malen lenkt mich von den Schmerzen ab. Und die Zeit vergeht schnell.

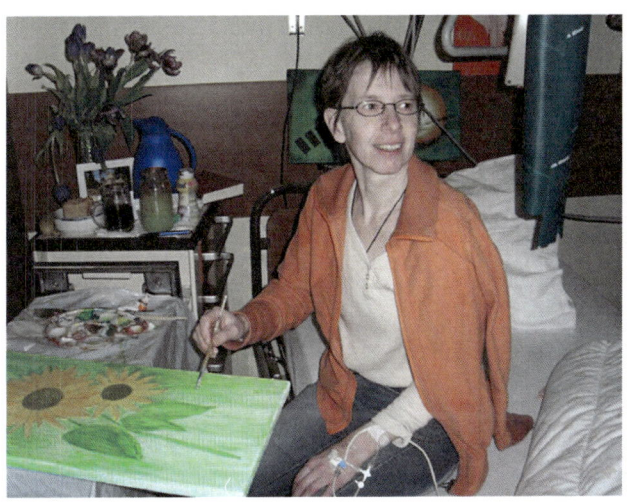

In Wien werde ich von Zuhause mit Malutensilien versorgt. Malen ist meine Hauptbeschäftigung - wenn ich mich beschäftigen kann. Meine Zimmer in den Krankenhäusern werden zur Galerie. Ärzte und Schwestern kommen regelmäßig vorbei um meine Bilder zu sehen. Manchmal besprechen wir ein Bild. Ich tausche die Krankenhausbilder an der Wand meines Zimmers gegen meine Bilder aus. Lange stehen die Schwestern vor meinem großen Gemälde an der Wand. Es strahlt Ruhe aus, sagen sie. Ich betrachte es gerne. Es beruhigt auch mich.

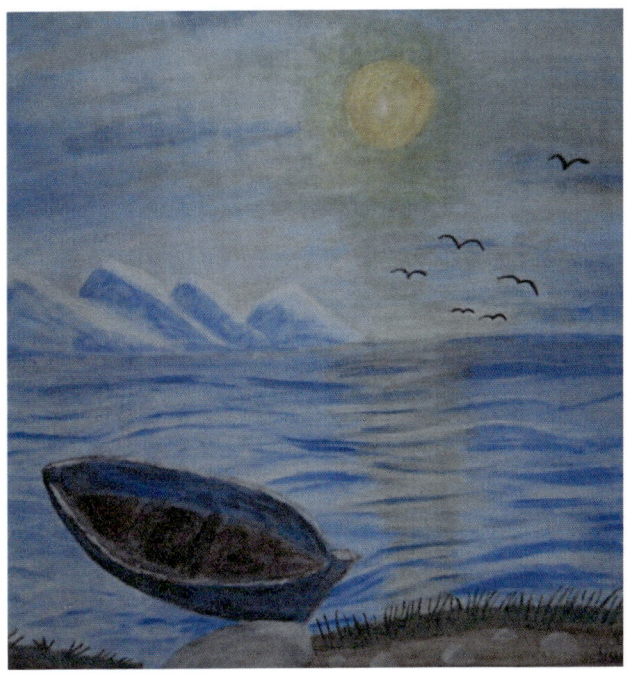

Das Konzert

Die Hoffnung auf baldige Entlassung muss ich langsam aufgeben. Der Cavakatheter am Hals versorgt mich mit Nahrung über die Vene. Jede kleinste Nahrungszufuhr bereitet mir Schmerzen. Ich brauche starke Schmerzmittel. Die Schwestern meinen es gut mit mir. Bei jeder Mahlzeit bieten sie mir etwas an. Ich kann nicht essen. Es ist, als ob eine Sperre drinnen wäre. Damit habe ich Recht. Das stellt sich bei der Operation heraus. Ich habe Nahrungskarenz. Der Primar weist mich mit einem Lachen darauf hin. Die Fastenzeit hat begonnen. Ich faste. Unfreiwillig. Zu Ostern will ich Auferstehung feiern.

Doch vorher möchte ich zum Konzert. Es ist ein Stück Alltag von draußen. Schon lange freu ich mich auf das Konzert. Ich möchte um Ausgang bitten. Es ist Samstag. Der Oberarzt wird mir keine Erlaubnis geben. Ich kenne ihn. Überraschend kommt der Primar zur Visite. Der Chef persönlich kann mir meine Bitte nicht abschlagen. Seine Chefsekretärin wird mich abholen. Sie ist meine Freundin. Der Cava wird gut verbunden. Ich brauche noch eine Schmerzspritze. So kann ich die nächsten Stunden aushalten. Ein Schal verbirgt die Schläuche am Hals. Das Konzert ist eine wunderschöne Unterbrechung meines Krankenhausalltages. Gegen Ende der musikalischen Darbietung bekomme ich mit meinem Herz wieder Probleme. Ich kann kaum mehr gehen. Erschöpft, aber glücklich kehre ich in meine Klause zurück. Der Alltag hier ist ein anderer.

Lobpreis

Du, Schöpfer bist am Werk.
Ich lasse dich bauen.
Ich bin dein Werkzeug.
Ich preise dich mit den Vögeln,
  die nach dem Gewitter ihr Loblied singen.
Ich preise dich mit dem Rauschen des Windes
  in den Blättern.
Ich preise dich mit dem Licht der untergehenden
  Sonne.
Ich preise dich mit dem Donnergrollen.

Es tobt ein Sturm und ein Gewitter in der Ferne.
Ich lausche gerne der Natur.
Schöpfer, ich danke dir,
  weil du alles schön gemacht hast.
Danke, du Quell allen Lebens für dein Wirken.
Ich preise dich dafür,
  dass du die Menschen bewegst,
  die mir heut begegnet sind.
Segne sie alle besonders!

Der Abschied

Über ein Jahr liegt mir mein Hausarzt liebevoll in den Ohren. „In Wien sind die Spezialisten. Die sollen sich was einfallen lassen. Das kann doch nicht sein, dass sie so leiden müssen." Die Großstadt, der Lärm, die Fremde. Das hält mich ab. Aber auch die Angst vor schlimmen Untersuchungen. Und die Angst vor Demütigungen. Jetzt habe ich die Kraft. Ich lasse mich auf dieses Wagnis ein. Es kommt mir wie ein Traum vor. Noch einmal möchte ich mein Zuhause sehen. Ich möchte meinen Hund liebkosen. Mein Wellensittich soll am Finger tanzen. Vor meinem Fenster möchte ich den Wind in den Zweigen unserer Bäume sehen. Gerne höre ich die Vögel zwitschern. Das ist mein kleines Paradies. Ich bin bereit. Ich verlasse meine Heimat - vorübergehend oder für immer. Die Schmerzen haben sich heute noch gesteigert. Ich trage einen Gürtel aus Schmerz und Feuer. Der Pfleger hat mit der Ärztin einen Schmerztherapieplan erstellt. Das entlastet mich. Ich bin dankbar. Viele Freunde besuchen mich noch. Manchmal kommt jemand vom Personal. Sie setzen sich zu mir. Sie wollen ein paar Augenblicke ausrasten. So sagen sie. In Wien ist es ähnlich. Manche reden regelmäßig über ihre Sorgen mit mir. Ich erbitte mir zwei Stunden Ausgang. Meine Schwester bringt mich nach Hause. Ich bin glücklich in unserer Familie. Mein Zuhau-

se ist schön. Noch vier Monate werde ich es ent-
behren müssen. Ich breche auf in das Unbekannte
für unbekannte Zeit – 230 km von daheim entfernt.
Gerne möchte ich erwachen und feststellen, dass
alles nur ein Traum war.

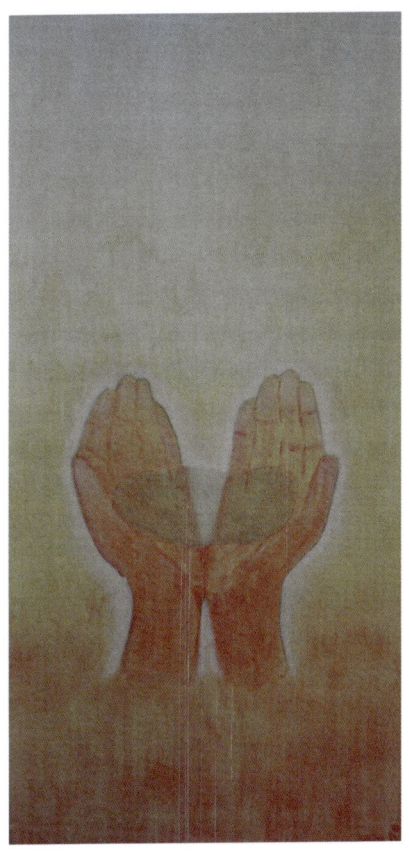

zerbrechlich und geborgen

Jeder Abschied
ist ein Neubeginn.

Heimat in der Fremde

Wien. Ich denke zuerst nur an den Lärm der Großstadt und an die Fremde. Ich habe Glück. Das
Krankenhaus liegt am Stadtrand. Dort ist nicht
mehr Großstadt.

Und in der Nähe ist das Kloster der Kamillianer. Ich
gehöre zur „Kamillianischen Familie". Sie ist eine
Laiengemeinschaft. Unsere Aufgaben sind bei den
Kranken und Leidenden. Die Kamillianer betreuen
auch mein Krankenhaus. Durch sie erlebe ich ein
Stück Heimat. Die Kapelle ist nur einen Pavillon
weiter. Ich kann sie von innen über einen alten Lift
erreichen. Jeden Tag bekomme ich Besuch von
einem der Kamillianer - und von Jesus. An vielen
Tagen ist die Hl. Kommunion meine einzige ora-
le Nahrung. An manchen Tagen ist auch das nicht
möglich. Da sitzt der Priester schweigend neben
mir. Er drückt mir die Hostienschale in die Hand.
Ich drücke sie fest. Ich bin in SEINER Hand. Stärke und Trost gehen von IHM aus.

Die Osterfeiertage erlebe ich in der kleinen Got-
tesdienstgemeinde der Krankenhauskapelle. Die
Seelsorgerin holt mich mit dem Rollstuhl ab. Alle
freuen sich, wenn sie mich sehen. Mein Heimat-
pfarrer schickt mir Grüße. Auch daheim denken
viele an mich.

Ich lebe ganz im Augenblick. Das lässt mich glücklich sein. Mir ist nie langweilig. Der Augenblick kann nicht langweilig sein. Er ist zu kurz. Mein Leben ist schön. Ich bekomme Überraschungsbesuche von rumänischen Freunden. Eine Wiener Pastoralassistentin besucht mich oft. Wenn sie da ist, vergeht die Zeit schnell. Besuche von Zuhause, aus meiner Heimatpfarre, Telefonate und Mails stärken das große Netz. Ich kenne nicht mehr alle Knoten. Sie gehen über Österreich hinaus. Menschen von Osten nach Westen, von Norden nach Süden auf dem Erdball knüpfen daran. Ich lasse mich nur fallen.

Inzwischen ist das Krankenhaus meine zweite Heimat geworden. Die Ursache meiner unendlichen Schmerzen ist gefunden worden. Der Zwölffingerdarm wird von Arterien gequetscht. Er hat nur mehr drei Millimeter Platz. Einer der besten Chirurgen in Österreich wird mich operieren. Bis zur großen Operation betrachte ich meinen Aufenthalt als Urlaub. Der blühende Park erinnert mich an Italien. Meine Seele genießt die Ruhe. Mein Körper ringt immer wieder mit starken Schmerzen. Der Arzt räumt mir ein Selbstbestimmungsrecht bei den Schmerzmitteln ein – schriftlich. Ich kenne meine Schmerzen. Ich weiß, welche Stärke ich an Schmerzmittel brauche. Und ich darf das jetzt selbst bestimmen. Das entlastet mich sehr. Nun kann ich mich in Ruhe auf die Operation vorbereiten.

Heimat
ist da,
wo sich das Herz
zuhause
fühlt.

Krankenhaus-Osterfest

Nach jedem unerträglichen Schmerz denke ich,
es gibt keine Steigerung mehr. Doch immer wieder muss mein Körper noch mehr aushalten. Die
starken Schmerzinfusionen helfen nur mehr wenig. Tagelang habe ich starke Schmerzen. Ich
kann sie kaum ertragen. Manche nehmen mich
nicht ernst. Ich wünsche ihnen eine Stunde meine
Schmerzen. Nur eine Stunde, dann würden sie um
ein Schmerzmittel flehen. Ich liege Stunden lang
fast unbeweglich da. Mein Blick verfolgt den Sekundenzeiger der Uhr. Jede Runde ist eine Runde für mich. Ich zähle die Stunden. Dann rechne
ich aus, wann ich wieder eine Infusion verlangen
darf. Mindestens vier Stunden muss ich warten.
Die starken Schmerzmittel verursachen Übelkeit
und Erbrechen. Ich kann nicht mehr aus dem Bett.
Die nächste Untersuchung wird sehr schmerzhaft.
Zwei Ärztinnen begleiten mich. Die Sauerstoffflasche liegt am Bettende. Der schwere Notfallrucksack hängt an der Schulter der Ärztin. Wenn ich
es nicht mehr aushalte, werden sie mich in eine
Narkose versetzen. Die Untersuchung ist sehr
schmerzhaft. Ich halte durch. Die Jungärztinnen
haben Mitleid. Gleichzeitig bewundern sie meine
Kraft.

Mein Karfreitag ist schon am Palmwochenende.
Es soll nicht der letzte gewesen sein. Eine Sepsis

raubt mir alle Lebenskräfte. Ich habe keine Emotionen mehr. Zum Teil fehlt mir auch die Erinnerung. Am schlimmsten ist der quälende Durst. Jeder kleinste Schluck führt zu Erbrechen und Übelkeit. Ich schwitze. Völlig durchnässt liege ich da. Sr. Josephine macht stundenlang Wadenwickel und kalte Umschläge. Sie wäscht und pflegt mich liebevoll wie ein Baby. Ohne ihren Dienst würde ich die Zeit nicht überstehen. Meine Geschwister stehen plötzlich vor mir. Sie halten mir die Hand, wechseln die Lappen, flößen mir Flüssigkeit ein. Zwei Stunden halten sie schweigend aus. Dann treten sie die weite Reise nach Hause wieder an. Zwei Tage später habe ich die Sepsis überstanden. Die Schwestern fragen mich, warum ich so strahle. Für mich ist schon Ostern. Ich plane ein Fest des Lebens. Darauf freue ich mich schon sehr.

Meiner Freude will ich Ausdruck verleihen. Ich spiele den Osterhasen. Aus meiner Heimat organisiere ich mir Ostersackerl. Sie werden mir am Karfreitag pünktlich geliefert. Am liebsten würde ich sie verstecken. Das geht nicht. Das Personal hat keine Zeit zum Suchen. Jeder freut sich über mein Geschenk. Am meisten verblüffe ich zwei Turnusärztinnen. Sie durchlöchern eine Stunde lang meine Armvenen. Zum Abschluss bekommen sie ein Ostersackerl. Beschämt meinen sie: „Wir quälen sie und sie beschenken uns?" Schenken macht Freude.

Aufregung auf der Station

Ich erwarte Besuch aus der Heimat. Dieses Mal
kommt meine kleine Freundin. Alle auf der Station wissen Bescheid, auch der Arzt. Ich organisiere mir einen Rollstuhl. Meine kleine Freundin
muss unten auf mich warten. Endlich kommt sie
an. Ich habe sie lange nicht gesehen. Meine Freude ist groß. Dennoch - meine Schmerzen sind sehr
stark. Bevor ich meine Reise in den Garten antre-
te, brauche ich noch eine Infusion. Meine Schwester schiebt mich aus dem Zimmer. Schnell wird
noch der Blutdruck gemessen. Das Gerät piepst
– zu hoch. Ich bin vor Freude aufgeregt. Auch die
Schwestern freuen sich. Unten auf dem Parkplatz
wartet Mia. Meine Schwester hat sie in das Kran-
kenhausgelände geschmuggelt. Hunde sind innerhalb des Zaunes verboten. Für Mia gilt heute eine
Ausnahme. Bald sitzt sie entspannt auf meinem
Schoß. Nach einer Weile schaut der Arzt vorbei.
Der Infusionsständer zwischen den Autos hat
mich verraten. Mit meinem Hund am Arm habe
ich alles Leid vergessen. Hätte ich jeden Tag so
einen Besuch, würde ich weniger Schmerzmittel
brauchen. Später besucht mich Mia noch einmal.
Sie sitzt eineinhalb Stunden bei mir.

Meine Hündin ist meine Therapeutin. Sie hilft mir
Medikamente sparen. Das Kraulen ihres Felles ist

mehr als eine Entspannungsübung. Sie weiß genau, wann es mir schlecht geht. Da sucht sie besonders meine Nähe. Sie kann nicht sprechen. Ihr Blick genügt mir. Treu und dankbar schaut sie mich an. Ihre Augen zeigen mir Zuwendung. Sanft legt sie ihre Pfote auf meinen Schoß. Ihr Kopf schmiegt sich an meinen Körper. Sie schenkt mir Liebe und sie schenkt mir Freude. Der Hund ist mein Therapeut. Hunde sollten Zugang zum Krankenhaus haben.

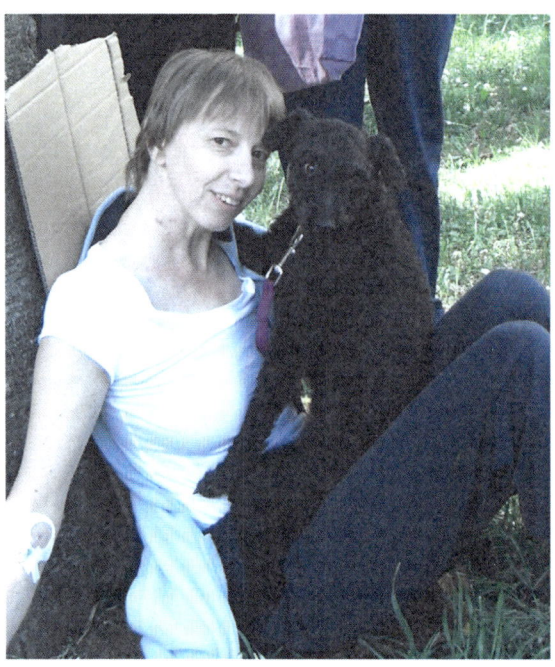

Stöckelschuhverbot

Das Leben auf der Station veranlasst mich fast zu einer Studie. Ich habe ein Einzelzimmer. Mein Gehör ist ausgezeichnet, die Wände dünn. Ab 7 Uhr wird es lebendig. Zum hundertsten Mal höre ich: Bitte auf die Waage. Dazwischen Geschepper vom Frühstücksgeschirr. Und das Rufen der Stationsgehilfin: schwarz oder weiß? Butter und Marmelade? Im Geräuschegewirr höre ich die Schritte der Schwestern. Ich erkenne daran, welche Dienst hat. Eine Schwester sucht ihre Kollegin. Ein Rufen den Gang hinunter genügt. Auf diese Weise lerne ich die Namen des Stationspersonales. Vielleicht tragen sie deswegen keine Namensschilder? Sr. Ida hat Holzsandalen. Ihre Schritte sind laut. Aber sie schlapft nicht. Sr. Daniela dagegen ist kaum zu hören. Mit den MBT-Schuhen schwebt sie fast über dem Boden. Wenn die Glocke ewig läutet und dann die schlurfenden Elefantenstampfer in Holzclogs kommen, hat Sr. Klara Dienst. Da weiß ich auch, dass ich meine Schmerzinfusion früh genug verlangen muss. Diese Schritte sind im Nachtdienst für mich schwer zum Aushalten. Da bin ich froh, wenn keiner die Glocke drückt. Dann gibt es noch die Stöckelschritte. Das sind Besucherinnen. Da klappern die Stöckelschuhe den Gang hinunter. Nach einer Weile klappern sie den Gang wieder herauf. Ich höre ein Gespräch mit dem Arzt mit.

Schließlich klappern die Stöckelschuhe nochmals den Gang hinunter, bis sie am Ende der Besuchszeit ein letztes Mal bei meinem Zimmer vorbeiklappern. Sie bringen fast mein Bett zum Erzittern. Ich würde ein Stöckelschuhverbot im Krankenhaus einführen.

Daneben gibt es auch die schnellen Herrenschritte. Meistens enden sie abrupt mit einem kurzen Klopfen. Das ist dann der Chef persönlich. Ärzte klopfen meistens nur einmal. Im selben Moment sind sie fast im Zimmer. Die meisten Menschen kenne ich schon am Klopfen. Ein leises kündigt mir die Krankenhausseelsorgerin an. Die wartet übrigens auf eine Antwort aus dem Zimmer. Ich weiß am Klopfen, ob meine Schwester oder mein Vater vor der Tür steht. Die Träger kündigen sich mit Poltern an. Sie sind immer in Begleitung von Sitzwagen oder Liegen. Der Zeitungsmann klopft fast wie ein Arzt. Sein „Zeitung bitte?" ist jedoch unverkennbar.

Die dünnen Wände haben auch ihre Vorteile. Das Suchen nach einer Schwester geht viel schneller. Die größte Zeitersparnis erfolgt bei Herzalarm. Ein Schrei der Schwester genügt. Schon eilen viele Schritte in diese Richtung. Ein aufwändiges Auspiepsen über eine Zentrale entfällt. Piepser könnten vielleicht eingespart werden?

Das Durchschnittsalter auf der Station ist 80+. Der Anteil der Schwerhörigen fast 100 %. Nicht immer habe ich Lust, die Nachrichten aus dem Nebenzimmer mitzuhören. Am wenigsten habe ich Freude, das Abendprogramm ohne Bild mitverfolgen zu müssen. Da sehne ich das Ende der Sendung herbei. Manchmal schreitet auch die Nachtschwester ein. Ab 22 Uhr wird es endlich ruhig. Bis dahin können nicht mal meine Ohropax den Lärm abstellen.

Die Uhr

Während ich viele Stunden daliege und auf Besserung warte, betrachte ich die Uhr.

Früher war die Uhr mein Feind. Es war die Zeit, wo ich täglich mit der Uhr wettgelaufen bin. Der Wettlauf begann in der Früh zur Bahnhaltestelle. Dann musste ich nach der Uhr der Kunden, Banken und Finanzämter tanzen. Der Zeiger der Uhr war immer zu schnell unterwegs. Ich musste mich dieser Geschwindigkeit anpassen.

Mit dem Studium habe ich meine Uhr abgelegt. Sie ist mir gleichgültig geworden. Ich habe meine innere Uhr, nach der ich meine Zeit messe. Diese Uhr bestimmt auch, wie viel Zeit ich den Menschen schenke. Ich habe mein Tempo gefunden. Die mechanische Uhr ist seither für mein Leben kaum mehr maßgeblich gewesen.

Während meiner langen Krankheit hat sich das verändert. Die Uhr ist mein Freund geworden. Sie hängt über der Badtür. Ich sehe sie stundenlang an, die Uhr. Der Sekundenzeiger bewegt sich im Takt, das einzige, was sich hier im Zimmer sichtlich bewegt. Ich schaue ihm gerne nach, dem Zeiger. Meistens trifft er genau die Fünfminutenmarkierung, manchmal aber nicht. Ich freue mich über jede Runde, die er hinter sich hat. Das ist auch eine Runde für mich. Die Uhr ist im Moment ein wichtiger Begleiter. Sie zeigt mir an, wann der Mindestabstand zwischen den Schmerzinfusionen erreicht ist. Ich freue mich über jede Stunde, die ich überschreiten kann. Die Zeit vergeht weder zu langsam, noch zu schnell. Sie vergeht. Die Uhr hält mich ständig in Bewegung, auch wenn ich bewegungslos daliege. Ich schaue dem Zeiger nach. Ich schließe die Augen. Ich öffne die Augen. Der Zeiger bewegt sich und er bewegt mich. Meistens nehme ich die Zeit einfach wahr. Aber immer wieder regt sie mich auch zum Denken an. Ich erinnere mich an Hand der Uhr, wann die letzte Infusion war. Und ich beginne zu rechnen, ab wann wieder eine möglich ist. Dann versuche ich mir die Uhrzeit zu merken. In den letzten Tagen habe ich diesen Überblick verloren. Das Fieber und die Folgen hinderten mich daran, auf die Uhr zu schauen. Die Zeit verging, auch ohne Uhr. Und gut, dass diese Zeit hinter mir liegt.

Heute kann ich ihn wieder verfolgen, meinen kleinen Freund, den Sekundenzeiger.

Erwachen

Dreimal werde ich verlegt. Im ersten Zimmer sehe ich nur die Fassade gegenüber – grau und abgewittert. Im zweiten Zimmer nimmt mir der schwere Vorhang jede Sicht ins Freie. Auf Grund meines Zustandes kann ich mir auch keinen besseren Blick ermöglichen.

In diesem Zimmer steht er genau vor meinem Fenster – der Baum. Zuerst nur kahle Äste und Zweige. Sie erwachen nach dem Winterschlaf vorsichtig ins Leben. Ich entdecke die ersten Knospen. Noch erkenne ich nicht, was mir später die Blätter verraten. Eines Morgens ist es so weit. Die ersten Blätter strecken ihr Grün gegen den Himmel. Nur ein grüner Zweig. Eine Esche. Von nun an kann ich die Blätter wachsen sehen. Am Morgen sind es mehr als am Abend. Sie nähren sich also auch in der Nacht vom Saft des Baumes. So wie ich. Ich hänge Tag und Nacht an meiner Ernährung.

Inzwischen hat sich der Baum in ein saftiges Grün verwandelt. Hin und wieder nimmt ein Vogel kurz in den Ästen Platz. Eine Meise zwitschert ihr Lied und flattert durchs Geäst. Zwischen den Ästen sehe ich den Himmel. Einmal in Wolken, dann wieder im strahlenden Blau. Die Bewegung der Blätter zeigt mir an, wie windig es ist. Einmal biegen sich die Zweige heftig im Wind und der Himmel ist dunkel. Dann ist es wieder fast windstill.

Heute muss ich Abschied nehmen von meiner Esche. Ich werde zur Operation in ein anderes Krankenhaus verlegt. Nach der Genesung von der Operation werde ich wieder kommen – auf Besuch. Vielleicht trägt der Baum dann schon Früchte.

Die Natur gibt mir Mut.
Sie muss Kälte, Sturm und Schnee ertragen.
Was im Winter als tot erscheint,
beginnt im Frühjahr von neuem zu leben.

Der Zaun

Nach fast drei Monaten entdecke ich den Zaun.
Bis dahin gab es nur meine Welt – innerhalb des
Zaunes. Nun entdecke ich, dass sich auch Leben
draußen abspielt – außerhalb des Zaunes. Es ist ein
massiver Eisenzaun. Nicht schmucklos. Die Stäbe
haben ihre Anordnung und auch ihre Muster.

Bis jetzt hab ich mir die Welt ins Zimmer gemalt,
hab sie mir durch die Geräusche von draußen vor-
gestellt. Manchmal beschreibt mir jemand die Welt
von draußen. Meine Welt reicht bis zum Zaun und
dennoch weit drüber hinaus. Einmal bin ich auf
den Philipinnen und dann wieder in Indien, in der
Türkei oder in Rumänien. Die Menschen, die mich
besuchen, erzählen mir aus ihrer Heimat und aus
ihrer Welt – außerhalb des Zaunes.

Ich stehe an der Straßenbahnhaltestelle. Noch drei
Minuten, zeigt mir die elektronische Anzeige an.
Ich bin auf Augenhöhe mit der Anzeigetafel. Ich
stehe hinter dem Zaun und warte – auf die Straßenbahn, auf ein Stück Leben von draußen.

Dann kommt sie. Sie gehört zu den modernen
Garnituren und natürlich ist sie rot. Mein Besuch
steigt nicht aus. Die Straßenbahn fährt wieder ab.
Die Anzeige zeigt 10 Minuten. Ich warte wieder,

nicht in der Haltestelle, sondern dahinter, auf dem Betonsockel des Zaunes. Der Zaun stützt meinen Rücken.

Inzwischen zeigt die Anzeige noch sechs Minuten. Ich lehne mich so weit ich kann über den Zaun. Das ist das Leben draußen: Straßenbahnschienen, Menschen, Autos. Ich entdecke das Schild einer Imbissstube. Ohne Infusionsständer könnte ich den Portier passieren, hinaus ins Leben marschieren. Keiner würde sich kümmern, ob ich Patient bin oder nicht. Ich kann nicht. Noch nicht.

Ich muss hinter dem Zaun bleiben, lebe weiterhin in meiner Welt – innerhalb des Zaunes.

Die Erde wird so klein für mich,
wenn ich an die Freunde in der Ferne denke.

Der Engel

Der Straßenlärm wird ruhiger. Ich kann manchmal das Schlagen der Glocken der nahen Kirche hören. Wenn ich in den Park gehe, schaue ich immer, ob die Türme zwischen den Pavillons noch da sind.

„Das ist weit. Für sie zu weit", höre ich die Menschen sagen. Ich habe den Wunsch, die Kirche zu besuchen. Heute ist auch nicht der Tag dazu. Ich kann mich heute nicht von der Ernährung abhängen lassen. Der Arzt will unbedingt wissen, wie lange der Beutel braucht, bis er aus ist. Ich setz mich mit meinem Apostelbuch auf eine Bank und lese. Dong, dong, dong. 15 Uhr. Die Kirche ruft. Wen kümmert es, ob ich mit einem Infusionsständer in einem anderen Teil des Geländes bin? Niemand wird sich darum kümmern. Ich gehe zielstrebig auf die zwei Türme los. Unter einem Arm klemme ich mein Buch. Mit der anderen Hand schiebe ich meinen Ständer neben mir her. Nach 100 m kommt das erste Hindernis. Ich muss mich entscheiden. Gehe ich links oder rechts? Die Türme hab ich aus den Augen verloren. Ich überlege. Duft steigt mir in die Nase. Vor mir blüht ein Zaun aus Flieder. Wie herrlich. Ich gehe rechts. Links müsste ich zwei Randsteine und ein Stück Rasen überqueren. Das ist mit dem Infusionsständer Schwerarbeit. Nach wenigen Metern sind auch die Türme wieder da.

Vorbei an verschiedenen Pavillons setze ich meinen Weg unbeirrt fort. Ich entdecke die Straßenbahnhaltestelle. Plötzlich hab ich selber Schienen zu überqueren. Es sind die Schienen der Essensbahn. Ich komme später auch an der Küche vorbei. Von dort wird das Essen auf kleinen Wägelchen zu den Pavillons gebracht. Das Quietschen vor und nach den Essenszeiten ist unüberhörbar von meinem Zimmer aus zu hören. Ich habe immer Essenszeit. Tag und Nacht. Das nächste Hindernis ist die Kirche. Sie ist von einem Baustellgitter umgeben. Der Haupteingang ist verzäunt. Ich entscheide mich für links. Da gibt es einen Nebeneingang. Er liegt acht Stufen höher. Ich suche einen behindertengerechten Eingang. Nur Eingänge mit Stufen. Ich schultere meinen Infusionsständer. Wie Jesus auf der Via Dolorosa schleppe ich meine Last die acht Stufen des Nebeneinganges hinauf. Die Mühe zahlt sich aus. Die Kirche ist prachtvoll. Auf dem Altartisch stehen Kelch und Hostienschale. Leute kommen in die Kirche. Ich setze mich in die letzte Bank. Dong. Dong. Halb. Die Sakristeiglocke bimmelt. Die Messe beginnt. Der Priester stimmt ein frohes Osterlied an. Die wenigen Gottesdienstbesucher singen nicht oder so jämmerlich falsch. Ich erhebe meine Stimme und beginne kräftig zu singen. Wir spannen einen Bogen von vorne nach hinten - der Priester und ich. Meine Schmerzen werden plötzlich stärker. Soll ich zurückgehen?

Nein, dazu ist es zu spät. Ich bleibe. Ich habe Vertrauen, dass ich zurückkomme. Ich bleibe bis zum
Segen. Hoffentlich trägt mir dann jemand wenigstens den Ständer die Stufen hinunter. Nach der
Messe verlassen alle die Kirche durch den anderen
Nebenausgang. Ich packe meinen Essensständer.
Langsam holpere ich ihn die ersten Stufen hinunter. „Darf ich ihnen helfen?" höre ich plötzlich hinter mir. Eine Frau trägt mir den Ständer hinunter.
Ich gehe hinterdrein. Ich bedanke mich. Sie geht
davon. Sie steigt in ein Auto. Ein paar Augenblicke dauert es, bis sie startet. Vielleicht nimmt
sie mich mit? Inzwischen haben die Schmerzen
etwas nachgelassen. Ich gehe stramm. Sie fährt
an mir vorbei. Im nächsten Moment spricht mich
wieder eine Frau an. Sie taucht wie aus dem Nichts
auf. Sie stellt fest, dass ich das erste Mal hier in
der Kirche war. Ja. Sie müsse das Gelände überqueren. Genau wie ich, sage ich. Wir reden über
mein Apostelbuch und über ihre ehrenamtliche
Arbeit. Sie wünscht mir, dass ich bald heim kann.
Ich sag ihr, dass ich noch eine Operation vor mir
habe und noch länger in Wien bin. Beim Verabschieden wünscht sie mir alles Gute. Sie merkt
sich meinen Operationstermin. Sie will beten. Wir
schütteln uns die Hände. Jede setzt ihren Weg fort.
Da dreht sie nochmals um. Sie kommt auf mich zu
und sagt: „Manchmal begegnen uns Engel und sie
sind so einer. Ich merke, wie die Liebe Gottes aus

ihnen strahlt." Ich bin sprachlos. Gott hat mir diese Frau als Engel geschickt und dann sollte ich für sie einer sein? Wir verabschieden uns noch einmal. Ich gehe kopfschüttelnd weiter. Überwältigt von Gottes Wirken erreiche ich meinen Pavillon. Bald kann ich eine Infusion haben. Mit Mühe erreiche ich mein Zimmer. Die Tür geht auf. Die Pflegehelferin steht wie gerufen da. Ich bitte um eine Schmerzinfusion. Sie zieht von dannen. Dass ich das Schmerzmittel erst nach einer Stunde erhalte, wäre eine eigene Geschichte.

Das Gedicht[1]

Es wär nicht alles komplett,
wenn nicht die Wirbelsäule schmerzen tät.
So sitz ich da und lenk mich ab,
weil ich noch keine Bombe mag.
Dr. M. - unersetzlich mir,
ist leider auch nicht hier.
Ein Physikalist soll kommen noch,
fragt sich nur wann,
und ob ich mit den Schmerzen
noch so lang aushalten kann.
So schlecht kann´s mir nicht gehn,
ich kann noch dichten,
vielleicht wird sich der Wirbel von selber richten.
Grüße schick ich dir viel
aus dem schönen ...

---

1 Mail an eine Freundin

Der Duft des Sommers

Es ist Winter, als ich von meinem Alltag herausgerissen werde. Inzwischen ist der Sommer eingekehrt. In meiner Wohnung liegt noch die schmutzige Winterbekleidung: die Schihose, Handschuhe, Schal und Haube und die dicken Pullover. Das Schneechaos erlebe ich über den Fernseher. Ich glaube fest, dass der Schnee auf mich wartet. Ich möchte noch einmal mit dem Hund im Schnee toben oder langlaufen gehen. Langsam beginnt der Schnee zu schmelzen und damit auch meine Hoffnung auf baldige Entlassung.

Der Rasen ist inzwischen grün. Die ersten Frühlingsblumen begrüßen mich im Park. Den Frühling erlebe ich in Wien. Bäume blühen und verblühen.

Es wird Sommer. Sommer ist für mich, wenn das erste Gras gemäht wird. Der Duft des Heus ist der Duft des Sommers.

Eine Stunde habe ich frei, abgehängt von der Infusion, die rund um die Uhr schon seit über drei Monaten hängt. Ich nutze meine Freiheit für einen Spaziergang im Gelände. Noch immer weiß ich nicht, wie groß das Krankenhaus wirklich ist. Zu den Untersuchungen werde ich mit dem Kleintransporter gebracht, meistens liegend. Heute kann ich eine Runde gehen. Plötzlich rieche ich den Sommer. Zwischen Parkplätzen, Straßen und Pavillons kommt mir der Duft von Heu entgegen. Ich gehe meiner Nase nach. Der Duft nach Heu ist auch der Duft nach Heimat. Dann stehe ich vor der gemähten Böschung. Ich sauge den Sommer ein. Ich rieche den Duft der Heimat – mitten in der Fremde.

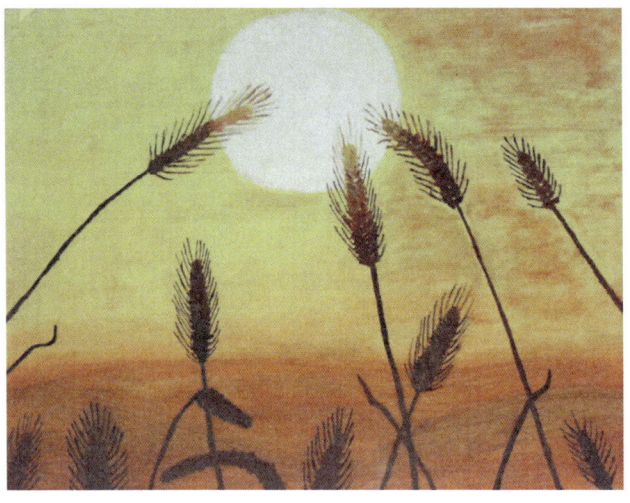

Der seidene Faden

Der Träger holt mich zu einer Untersuchung. Ich verabschiede mich von meiner Schwester und ihrer Familie. Vom Transportauto aus winken wir einander zu. Keiner ahnt, dass es beinahe ein Abschied für immer gewesen wäre. Wenige Stunden später passiert eine schwere Komplikation. Ich muss noch in der Nacht notoperiert werden. Als ich aus der Narkose aufwache, wird mir mitgeteilt, dass die Operation ohne Erfolg war. Die Stimmen um mich herum sind nervös, ja hektisch. Es ist etwas schief gelaufen. Meine Augen sind geschlossen, doch mein Geist ist hellwach. Ich werde in ein Transportauto verladen und zu einer Untersuchung gebracht. An den Stimmen stelle ich fest, dass ich vom OP-Team begleitet werde. Halb nackt spüre ich die eiskalte Nacht auf meiner Haut. Ich friere. Mein Körper zittert ununterbrochen. Beim Verladen nach der Untersuchung öffne ich kurz meine Augen. Es ist eine sternenklare Nacht. Seit ich aus der Narkose aufgewacht bin, habe ich meine Gedanken mit Gott verbunden. Ich spüre, dass meine Situation kritisch ist. „Gott, du weißt, dass ich auf dieser Erde sehr gebraucht werde, aber nicht mein, sondern dein Wille soll geschehen. Du hast mein JA dazu." Ich übergebe meine Familie in Gottes Hände und höre dann in meinem Inneren eine Stimme: Gott hat für dich einen großen Auftrag.

Ich bin bereit dazu, sollte der Auftrag auch nicht in dieser Welt sein. Dann bin ich ruhig. Nur mein Körper zittert vor Kälte.

Auf der Intensivstation werde ich wieder an alle Kabel und Schläuche angeschlossen. Inzwischen ist es drei Uhr nachts. Man teilt mir mit, dass das Operationsteam zu müde für eine weitere schwere Operation sei. Irgendwann falle ich in einen leichten Schlaf. In der Früh erklärt mir der Primar den Ernst der Lage. Ich spüre seine Anspannung. Man weiß nicht, wie die Operation ausgeht. Mein Leben hängt an einem seidenen Faden. Die nächtliche Gotteserfahrung gibt mir Ruhe. Plötzlich spüre ich Wärme und Nässe an meinem Hals. Meine Hand tastet danach. Ich blute. In mir kommt Angst auf. Es ist nicht die Angst vor dem Tod. Es ist die Angst vor dem langsamen Sterben. In kurzen Abständen kommt ein Arzt oder ein Pfleger an mein Bett, schaut nach meinem Zustand. Man fragt mich, ob meine Angehörigen verständigt werden sollen. Ich bitte darum und ich bitte eine Ärztin um ein Schlafmittel. Dann falle ich in einen tiefen Schlaf. Als ich aufwache, sind fünf Minuten vergangen. Ich bin wieder ruhig. Dennoch sehne ich die Operation herbei. Das Warten in der Ungewissheit wird mir fast zu lange. Endlich werde ich im Laufschritt zum Operationssaal gebracht. Der Anästhesist Dr. W. begleitet mich und zeigt mir die aufgezogene Schlafspritze, die er schon in der Manteltasche hat. Ein Operationsgehilfe hebt mich wie ein Kind auf die OP-Liege. Ein anderer hält meinen Kopf. Jede falsche Bewegung kann dazu führen, dass ich verblute. Im Laufschritt geht es in den Operationssaal weiter. Alle arbeiten sehr rasch. Dr. W. ist wieder an meiner Seite. Er injiziert die Schlafspritze in meinen Arm. „Herr, in deine Hände lege ich mein Leben." Dann falle ich wieder in einen tiefen Schlaf. Dieses Mal dauert er länger als fünf Minuten.

Die Berührung

Oft will er mir die Hand reichen. Immer kann ich
sie rechtzeitig zurückziehen. Ich bin noch nicht
so weit. Dieses Mal erwischt er mich fast. Leise
berührt er meine Hand – der Tod. Ich bin mutig
bereit. Ich reiche sie ihm. Aber nur wenn es Gottes
Wille ist. Das weiß er. Meine Kräfte streben nach
Leben. Ich wache auf. Ich lebe. Ärzte und Schwestern haben mit Bangen meinen Zustand verfolgt.
Ich habe dem Primar viele Kopfschmerzen bereitet, sagt er. Ich konnte gerettet werden. Alles andere kann nicht mehr so schlimm werden. Das sagt
mir eine Schwester. Ich fühle mich sehr schwach.
Mein Brustkorb schmerzt. Der plötzliche, starke Blutverlust hat das Herz beeinträchtigt. Alle
Werte zeigen die Symptome eines Herzinfarktes.
Wie durch ein Wunder hat mein Herz aber keinen
Schaden genommen. Im linken Teil meines Halses
und meines Brustkorbes habe ich kein Gefühl. Die
Ärzte bedauern diese Komplikation der Komplikation. Es ist ein Vorteil, meine ich. Ich spüre hier
keine Schmerzen. Und ich kann meine Finger bewegen. Das ist ein Glück, sage ich. Die Ärzte bewundern meine Einstellung. Sie kommen fast alle
einmal vorbei. Die Chirurgen und die Anästhesis-
ten. Alle wollen mich sehen. Was mache ich, dass
ich so gelassen bin. Das fragen sie mich. Und ich
hätte noch immer Humor. Auch das bewundern

sie an mir. Innerhalb einen Tages wurde ich die bekannteste und interessanteste Patientin auf der Intensivstation und Gefäßchirurgie. Meinen Besuchern reiche ich gerne die Hand. Der Tod darf noch eine Zeit lang warten auf mich.

Entscheidend ist nicht
wie lange ich lebe,
was ich alles leisten
und vorweisen kann.
Entscheidend ist,
dass ich mein Herz öffne,
und mit weitem Herzen
jeden Augenblick lebe.

Anselm Grün

Menschliche Nähe

Auf der Intensivstation bekomme ich viele Besuche von Ärzten. Die meisten zeigen ehrliche Anteilnahme an meiner Situation. Manches tiefe Gespräch entsteht in den Zeiten, wo ich wach bin. Auch Dr. W. ist wieder an meiner Seite. Ich stelle fest, dass wohl alle gezittert haben. Er nickt und meint: „Sie haben aber die Sache gut gemacht." Nein, was habe ich gut gemacht? Ich hatte auch Angst. Ich hätte die Angst nicht auf das Team übertragen. Das war gut, meint er. Im Laufe der nächsten zwei Monate wird dieser Arzt noch öfters an meinem Bett stehen oder sitzen. Er wird sagen, dass ich Kraft in mir habe. Und er wird auch öfters sagen: „Bitte jetzt nicht lachen."

Eine Ärztin fragt zwei Tage nach der Operation, woher ich diese Ruhe nehme und dabei noch Humor habe. Ich lebe seit Monaten im Augenblick. Ich denke nicht nach über Vergangenes und verschwende auch keinen Gedanken über das, was kommen wird. Das schenkt mir eine unheimliche, innere Freiheit. Das gibt mir die stoische Ruhe, wie es eine Ärztin ein paar Wochen vorher bezeichnet hat. Ich lebe den Augenblick wie ein kleines Kind. Ich freu mich über Kleinigkeiten. Für jeden Moment bin ich dankbar. Das lässt mich glücklich sein. Oft habe ich die körperliche Kraft nur für einen Augenblick. Der Augenblick ist ein kostbarer Schatz. Ich kann ihn nicht festhalten. Jeden Augenblick muss ich ihn loslassen. Jeden Augenblick bekomme ich neu geschenkt. Mir ist nie fad. Der Augenblick kann nicht langweilig sein. Er ist zu kurz. Jeder Augenblick ist ein Geschenk. Ich bin für diese unendlichen Geschenke sehr dankbar. Wir philosophieren über die Kostbarkeit des Augenblicks – die Ärztin und ich.

Meinen Humor kann sie nicht kennen. Vielleicht hat ihr ein Kollege seine Erfahrung mit mir erzählt. Seit der Operation bin ich vom linken Ohr bis zur Schulter taub. Der Arzt drückt sein tiefes Bedauern darüber aus. Ich sage ihm lachend, wie froh ich bin, dass die Hände nicht taub sind. Und die Taubheit hat auch einen Vorteil. Ich habe weniger Schmerzen. Dieses Erlebnis muss der Arzt wohl seiner Kollegin erzählt haben. Dann verlässt sie den Raum. Ich sehe sie nie mehr wieder.

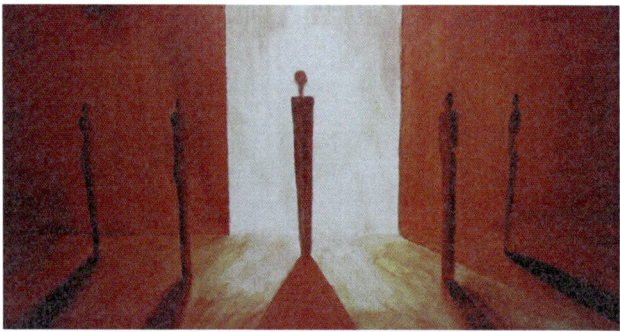

Privat

Meine Privatsphäre musste ich in den vergangenen Tagen völlig aufgeben. Ich sollte nach einem kleinen Eingriff in kurzer Zeit wieder zurück sein. Inzwischen habe ich auch meinen Privatbereich auf der Normalstation von 2 m² Bett, das Nachtkästchen und den schmalen Schrank an eine andere Patientin abgegeben. Selbst mein privates Kopfkissen musste ich zurücklassen. Meine Privatsachen werden verwahrt. Auf der Intensivstation gibt es keine Privatgegenstände. Der Kamm ist nicht mein privater. Die Zahnbürste auch nicht. Es wird mir zur Verfügung gestellt. Dann wird das Zeug öffentlich entsorgt. Der Körper ist außerhalb von privat. Die etwa drei Meter breite Schiebetür ist immer offen. Dahinter gehen Ärzte, Pflegende, Besucher und Handwerker vorbei. Sie werfen einen Blick herein. Ich spüre keinen Privatbereich. Ich spüre nicht einmal, wenn ich ohne Nachthemd abgedeckt daliege.

Privat ist nur, was ich denke. Zum Denken komme ich kaum. Narkosen und Sedierung nehmen mir die Denkfähigkeit. Nach zwei schlaflosen Nächten erbitte ich mir meine einzigen Privatstücke für die nächsten Tage: zwei Ohropax. Ich halte sie am Tag stundenlang in der linken Hand. Oft muss ich aber diesen Privatbereich öffnen. Ich hüte meine

Ohropax wie einen Schatz. Endlich entdecke ich einen Bereich meines Körpers, der nur einmal am Tag ausgepackt wird: meine rechte Hand. Sie ist bandagiert. Der arterielle Katheter mit dem intraarteriellen Blutdruckmesser ist eine feine Sache. Blutabnahmen bemerke ich nicht einmal. Ich kann dabei schlafen. Unter diesem Verband verwahre ich meine einzigen Privatsachen, meine Ohropax.

Mit zunehmender Denkfähigkeit sorge ich auch für die Einhaltung meiner privaten Grenzen. Das Nachthemd ist eine Grenze. Es ändert aber ständig die Grenze zwischen privat und öffentlich. Die vielen Katheter, Kabel und Schläuche machen es dem Nachthemd unmöglich, die privaten Grenzen einzuhalten. Der Paravant gibt mir einen kleinen privaten öffentlichen Bereich. Oft verstellt er mir aber den Blick auf die Uhr.

Ich habe mich an diese öffentliche Privatheit oder private Öffentlichkeit gewöhnt. Nach einigen Tagen erbitte ich mir dennoch einen Gegenstand meines Privatbesitzes: meinen Diskman. Man gewährt mir diese Bitte. Mit meiner Musik in den Ohren kehre ich in meine Privatsphäre zurück.

Der Tod neben mir

Während der Zeit auf der Intensivstation erlebe ich ihn ganz nah – den Tod. Nicht mir hat er die Hand gereicht, sondern meinem Bettnachbarn. Meine Sicht zu ihm ist kaum versperrt. Nur ich und er liegen in diesem Raum. Er liegt mir gegenüber. Sein Körper ist dürftig mit einem Leintuch abgedeckt. Sein Alter: etwa 70 Jahre. Die Maschine atmet für ihn. Das Dialysegerät übernimmt die Aufgabe der Nieren. Infusionen und Motorspritzen halten verschiedene Körperfunktionen aufrecht. Der Anblick ist mir von meiner Arbeit her vertraut. Fast ununterbrochen piepst eines der Geräte. Der Pfleger kommt. Er drückt mal da und mal dort. Ich zähle die Infusionen. Etwa zwanzig Schläuche vereinen sich am zentralvenösen Zugang. Seine Frau kommt auf Besuch. Hilflos steht sie neben ihrem bewusstlosen Ehepartner. Sie wirkt gefasst. Eines Tages ist es so weit. Es wird beschlossen, die Maschinen abzuschalten. Mein Bettnachbar darf sterben. Nach und nach werden die Motorspritzen, Infusionen und Geräte abgedreht. Es dauert Stunden. Schließlich werden die Angehörigen verständigt. Ich höre sie schluchzen. Obwohl ich diese Situationen kenne, muss ich mich schützen. Ich bitte um Paravants. Sie grenzen mich ab. Ich bin froh, dass ich Besuch habe. Wir wissen, dass neben mir der Tod eine Hand ergreift, aber wir setzen unsere Gespräche über das Leben fort.

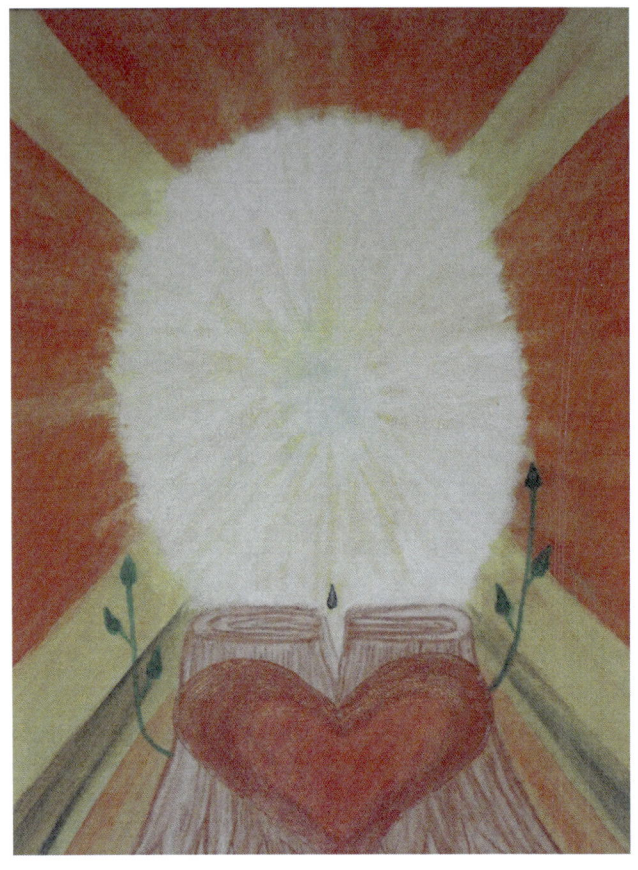

Auferstehung

Tod bedeutet nicht sterben,
sondern auferstehen.

Geburtstag

Erfolgserlebnisse gibt es viele. Manche sind zur Normalität geworden. Dazu gehört das Duschen ohne Abhängen der Infusion. Ich habe schon meine Erfahrungen. Wenn ich mich zum Waschen abhängen lasse, kann es sein, dass ich ein paar Stunden auf das Anhängen warten muss. Dann muss ich Hunger und Durst leiden. Mein Gewicht wird immer weniger. Auf keine Kalorie will ich verzichten. Also dusche ich mit meinen Schläuchen. Das Aus- und Anziehen trotz angehängter Ernährung ist mein Patentgeheimnis. Auch das Haare waschen habe ich im Griff. Dennoch bin ich glücklicher als ein Lottomillionär, als ich mich das erste Mal ohne irgendwelche Schläuche und Katheterzugänge duschen kann. Einfach das Wasser von oben herabfließen lassen ohne mit Handtüchern und Verrenkungen auf die Verbände achten zu müssen.

Einen meiner größten Erfolge darf ich auf der Intensivstation erleben. Tagelang liege ich fast unbeweglich auf dem Rücken. Der Pfleger lagert mich regelmäßig. Ich bin dankbar dafür. Die Bedienung des elektrischen Bettes ist für mich unerreichbar. Gerne würde ich mal mein Kopfteil verstellen. Nach einigen Tagen taste ich mich Zentimeter für Zentimeter an sie heran. Endlich hab ich sie erreicht. Ich drücke. Das Kopfteil geht nach oben. Ich habe ein Stück Selbständigkeit zurück gewonnen. Den Schnabelbecher erreiche ich fast nie. Der Pflegewagen, auf dem er steht, ist immer zu weit weg vom Bett. Der Pfleger kommt mit einer neuen Infusion. Ich vergesse wieder um den Becher zu bitten. Um das Verändern meiner Lage brauche ich nicht mehr bitten. Die elektrische Steuerung des Bettes kann ich jetzt erreichen.

Jeden Tag erweitere ich meinen Bewegungsradius. Mit aufgestellten Beinen im Bett liegen ist schon ein Luxus. Dann kommt der Tag, an dem ich meine Schläuche, Säcke und Fläschchen auf den Ständer packe und einen Ausflug mache. Zittrig und unsicher wackle ich die ersten Schritte. Mein Ziel ist das Bad. Meine Schwellung am Hals soll sehr groß sein. Manche Gesichter zeigen Entsetzen, wenn sie den Verband abnehmen. Ich will meinen Hals sehen. Mein Höcker ist wirklich groß. Endlich will ich das Zimmer verlassen, gehend versteht sich. Ich mache es heimlich – ohne Schwester. Langsam gehe ich Schritt für Schritt. Mein Ziel ist das Dienstzimmer. Ich überrasche die Schwestern. Sie klatschen vor Freude. Und dann gibt es für mich eine Überraschung. Schwestern und Ärzte singen mir ein Geburtstagslied. Ich habe Geburtstag und das gleich zweimal.

Bekenntnisse

Patientinnen wollen meine Telefonnummer. Sie rufen mich an. Manche wollen weiterhin in Verbindung bleiben. Das kenne ich. Mit Ärzten ist mir dies in dieser Zeit das erste Mal passiert.

Ich sitze mit einer Ärztin im Park. Wir haben uns angefreundet. Eine Frau mit weißem Mantel steuert auf mich zu. Ich kenne sie nicht. Ihr Mantel über der Straßenkleidung verrät ihre Berufsgruppe. Und dann das Namensschild mit dem Logo. Es ist unverkennbar eine Krankenhausseelsorgerin. Mein Besuch verabschiedet sich. Die Seelsorgerin nimmt seinen Platz auf der Bank ein. Nach wenigen Sätzen erzählt sie mir ihre Bekehrungsgeschichte. Meine Heimat erinnert sie daran. Wir halten eine Kommunionfeier auf der Parkbank. Tief berührt gehe ich zurück auf die Station.

Kurze Zeit später liege ich auf einer Liege in einem abgedunkelten Raum. Der Arzt stellt sich vor. Wir kennen uns schon. Er wundert sich, dass ich nicht wie jeder andere Patient auf die schwere Komplikation reagiere. Viele würden sagen: Warum ist das gerade mir passiert? Diese Frage stelle ich nicht. Es ist passiert. Die „Unglücksärztin" ist durch die Hölle gegangen. Sie hat mich um den Narkoseschlaf beneidet. Für sie war es eine schlaflose Nacht. Sie hat mich inzwischen besucht. Ich mache ihr keinen Vorwurf. Sie ist erleichtert. Der Arzt beginnt mit der Untersuchung. Wir schweigen. Nach dem ersten Teil positioniert er die Liege neu. Den Ultraschallkopf in der Hand hält er noch kurz inne. Ich frage ihn, aus welcher Gegend er kommt. Die meisten Leute kennen seine Gegend nur vom Durchfahren her. Ich auch. Er macht mit der Untersuchung weiter. Da erzähl ich ihm, dass ich mit jemandem aus seiner Stadt meine Ausbildung gemacht habe. Der Arzt wird neugierig. Er fragt mich nach meinem Beruf. Jetzt beginnt er zu erzählen. Und er erzählt mir seine Bekehrungsgeschichte. Ein Studienfreund erklärte ihm: „Mit dem Glauben ist es wie mit dem Fallschirmspringen. Du musst einfach vertrauen und springen." Wenn wir springen, können wir nicht weiter als in Gottes Hände fallen. Das war unser Resultat. Noch nie dauerte eine solche Untersuchung so lange. Noch nie bin ich aber von einer Untersuchung so beeindruckt, ja gestärkt weggegangen.

Ein anderes Mal kommt der Arzt zur Visite. Er plaudert noch mit der Mitpatientin über einen Liebesroman. Dann kommt er noch mal bei mir vorbei. Er fragt mich, nach einem bestimmten Wallfahrtsort. Ob ich schon dort gewesen wäre. „Fahren sie hin und die junge Dame (mein Besuch) soll sie begleiten." fordert mich der Arzt auf. „Und sie fahren

auch mit, Herr Doktor!" geb ich spontan zurück.
„Ich kann nicht, ich muss arbeiten." „Nehmen sie
sich Urlaub!" lass ich nicht locker. „Das ist nicht
so leicht." „Wir nehmen sie jedenfalls in Gedanken mit, wenn wir fahren." Dann verschwindet er
in der Tür. Verblüfft lasse ich mich in die Kissen
fallen. Warum kommt dieser Arzt plötzlich auf einen Ort zu sprechen, der für viele Menschen für
religiöse Erfahrung steht? Dieser Arzt überrascht
mich immer wieder.
Ein anderes Mal kommt er mit der Bibel in der
Hand. Er lese öfters in der Bibel, bekennt er.

Das Netz

Eine Portimplantation ermöglicht mir die Entlassung nach Hause. Zehn Tage mache ich Urlaub daheim. Mein Hausarzt besucht mich täglich, auch sonn- und feiertags. Er erneuert mir den Ernährungsbeutel. Ich bin ihm unendlich dankbar. Mit dem Infusionsständer kann ich sogar mit meinem Hund spazieren gehen - bis zum Nachbarn. Da ist Asphalt. Ich sehne mich nach ein paar Stunden Freiheit - ohne Infusionsständer. Im Laufe der Monate habe ich gelernt, wie man Infusionen an- und abhängt. Ich mache es selber. Eine Stunde verbringe ich bei unserem Fluss. Meine Füße halte ich ins kalte Wasser. Nebenbei sammle ich Steine zum Bemalen.

Eines Tages besucht mich unser Herr Pfarrer daheim. Er erzählt mir ein Märchen:

Eine Spinne lässt sich von einem Baum auf einen Weißdornstrauch herab. Sie beginnt, ein Netz zu spinnen. Der Sommer kommt und sie freut sich über die reiche Beute, die sich in ihrem Netz fängt. Sie ist zufrieden. Doch dann kommt der feuchte Herbst. Die Spinne wird traurig und ist schlecht gelaunt. Im feuchten Netz fängt sich nichts. Die Laune der Spinne wird immer schlechter. Da überprüft sie zuerst die Knöpfe am Faden und dann geht sie das ganze Netz ab und schaut, ob alles in Ordnung ist. Da entdeckt sie den Faden. Er scheint ihr überflüssig zu sein und in ihrem Missmut beißt sie den Faden durch. Da bricht das Netz zusammen und die Spinne ist gefangen.

Mein Leben hängt an mehreren Fäden. Einer, der mich physisch am Leben erhält. Das ist die Leitung zu meiner Vene. Sie spendet mir Nahrung für meinen Körper. Seit über vier Monaten. Der andere Faden hält mich geistig am Leben. Mein Netz besteht aus vielen Menschen. Sie denken an mich. Sie beten für mich. Ich kenne nicht mehr alle Knoten. Der Faden nach oben hält das Netz zusammen. Schlecht gelaunt bin ich nicht. Ich weiß, dass ich ohne diese Fäden nicht leben kann.

Ich bin dankbar
für jeden Tag und jede Stunde,
die ich daheim sein kann.

Ich bin dankbar
für meinen Hausarzt,
der mir das ermöglicht,

Ich bin dankbar
für das, was ich tun kann,
für die Sonne und die Natur.

Ich bin dankbar
für jeden Menschen,
der mir begegnet.

Ich bin dankbar
für diese Zeit,
für mein Leben.

Der große Tag

Zuerst eine Sepsis, dann die schwere Komplikation beim Setzen eines zentralen Venenkatheters. Vier Operationen sind die Folge. Ein peripherer Port wird am Arm implantiert. Wieder eine beginnende Sepsis. Mein Arzt hat Angst, sagt er. Es wird eine schwere Operation sein.

Wieder in Wien empfangen mich alle mit Freuden. Jeder diensthabende Arzt schaut am ersten Tag gleich vorbei. Die Operation muss wieder verschoben werden. Eine beginnende Sepsis ist zu gefährlich. Die Ärzte beratschlagen mit dem Operateur. Ich werde an schwerste Antibiotika gehängt. Die Operation soll doch durchgeführt werden. Ich bin ruhig. Ich weiß mich und das OP-Team in Gottes Händen. Der zentrale Venenkatheter wird an der Leiste gelegt. Am Hals traut sich keiner mehr. Während des Eingriffes schaut einer der Chirurgen vorbei. Er streichelt mich an der Wange und am Kopf. Er hält mich an der Hand. Ich habe keine Angst. Und doch tut es gut, die Hand eines Gefäßchirurgen zu spüren. Alle sind sehr nett zu mir. Ich bin fertig für die Operation. Manche winken mir beim Verabschieden zu. Es wird alles gut.

Nach der Operation werde ich über eine Nasensonde ernährt. Das hat mir keiner gesagt. Wie

angenehm das ist, hab ich schon früher erfahren.
Sie schmerzt beim Reden und Schlucken. Solan-
ge ich bei Bewusstsein bin, werde ich in Zukunft
eine Nasensonde verweigern. Am Bauch habe
ich neunundzwanzig „Piercings". Ich werde keine Schmerzen haben, hat man mir versprochen.
Die Schmerzen im Bauch sind sehr stark. Eine
Schmerzpumpe soll sie lindern. Ich gehe sparsam
damit um. Die Nebenwirkungen schränken mich
zu sehr ein.

Auf der Station umarmt mich eine Schwester vor
Freude. Ich habe es überstanden. Der Stationsarzt
macht mir das Bett. Ich esse ohne Schmerzen. Das
Essen bleibt noch nicht unten. Kein Wunder. Fünf
Monate konnte ich nichts essen. Alle sagen, ich
sei arm. Das ständige Erbrechen macht den Ärzten
Sorgen. Ich bring sie an die Grenzen, sagen sie. Ich
empfinde mich nicht als arm. In mir ist Kraft und
Hoffnung und Friede. Mein Herz jubelt vor Freude. Diese Zeit möchte ich nicht missen. Ich bin in
den Herzen der Menschen. Von Deutschland über
Osteuropa und Italien bis Afrika habe ich Freunde.
Sie schicken mir Grüße. Mein Leben ist schön. Es
ist ein Stück Himmel auf Erden. Im Himmel werde
ich keine Schmerzen mehr haben. Und ich werde
nicht erbrechen.

Bitte keine Witze!

„Bitte keine Witze!" Ich liege im Überwachungs-
zimmer. Jeder Atemzug macht Schmerzen. Ein
Pfleger und eine Schwester waschen mich. Der
Pfleger sieht meine vom Desinfektionsmittel oran-
gefarbenen Oberschenkel. Plötzlich meint er: „Sie
haben so eine Farbe. Wo waren sie auf Urlaub?"
„Auf Hawaii", kommt es spontan von mir. „Da
haben sie aber zu lange Strümpfe angehabt". Ich
will ihn auf den Mond schießen. Das Lachen kann
ich mir kaum verbeißen. Meine Wunde schmerzt
unerträglich. Nach Beendigung der Pflege greift
der Pfleger nach meiner Schmerzpumpe. Er beginnt zu spielen. „Gut, dass keine kleinen Kinder da
sind, die würden hier immer drücken", sagt er mit
einem kleinen Schmunzeln. Dieses Mal werde ich
böse. „Bitte keine Witze!"

Lachen aktiviert viele Muskeln, auch meine
Bauchmuskeln. Die Bauchwunde schmerzt. Das
Lachen ist nach ein paar Tagen erträglich. Ich ma-
che selber Witze.

„Sie dürfen jetzt nicht lachen" sagt der Arzt jedes
Mal. Mit seiner fast zehn Zentimeter langen Nadel
sticht er in meinen Bauch. „Ich weine eh schon".
Ich wische meine vorgetäuschten Tränen aus dem
Gesicht. Meine Miene ist ernst. Dann zielt er auf

den Nerv. Ich halte den Atem an. Die Zähne presse ich zusammen. Nach der Stichelei bedauert der Arzt meine vielen Medikamentenunverträglichkeiten. „Ich bin eben ein besonderer Mensch", meine ich. „Sie sind wirklich ein besonderer Mensch", bestätigt der Arzt meine Feststellung. „Das sind wir alle". „Ja, das sind wir alle. Da haben sie Recht." Er zwinkert mir zu. Er habe heute Dienst und am Sonntag auch wieder. Für alle Fälle. Als er das nächste Mal kommt, höre ich wieder: „Bitte jetzt nicht lachen!"

Ein Bischof und ein Taxifahrer kommen in den Himmel. Da sagt Petrus: „Taxifahrer, Sie können durch, aber Sie Herr Bischof, müssen noch eine Weile warten.“ Da fragt der Bischof ganz verdutzt: „Wieso denn?“ Petrus antwortet: „Ganz einfach, bei Ihnen in der Kirche sind die Leute immer eingeschlafen, aber beim Taxifahrer haben sie gebetet!“ (Ein Witz meines Krankenhausseelsorgers)

Mein Büro wird geschlossen

Mir geht es besser. Meine Muskeln trainiere ich mit Stiegensteigen. Mein Geist bekommt auch eine Beschäftigung. Das Krankenzimmer wird zu einem Büro. Die Stationsschwester bringt mir Stapel von Formularen. Ich stelle die Aufnahmepapiere zusammen. Mir macht diese Arbeit Freude. Das Pflegepersonal ist froh. Im Nachtdienst ist diese Arbeit nicht so lustig.

Jeden Tag besprechen die Ärzte meine Situation. Ich esse mit Genuss. Dann erbreche ich wieder. Das Erbrechen und die Schmerzen können meine Freude über das Essen nicht trüben. Mein Gewicht wird weniger. Ich werde wieder an die Ernährung gehängt. Eine neuerliche Operation wird vorgeschlagen. Aber erst in zwei oder drei Monaten. Jetzt ist es wegen der Vernarbung zu früh. Ich hoffe, dass sich alles einpendelt.

Der letzte Tag. Nach genau fünf Monaten werde ich ins Leben zurück entlassen. Mein Chirurg umarmt mich zum Abschied. Vor Freude gibt er mir einen Kuss auf die Wange. Inzwischen bin ich auch hier ein Teil der Station geworden. Das letzte Mal stelle ich die Aufnahmepapiere zusammen. Morgen wird mein Büro geschlossen.

In zwei Monaten komme ich wieder. Nicht zur Operation. Ich bringe eine Torte mit. Mit den Ärzten und dem Pflegepersonal feiere ich meine Genesung. Mein Chirurg kommt auch. Er begrüßt mich mit einer Umarmung und einem Wangenkuss. Alle sind glücklich. So etwas haben sie noch nie erlebt, sagen sie. Ärzte haben kaum Zeit. Heute schon. Alle kommen, als sie hören, dass ich da bin. Ein Arzt nimmt sich mehr als eine Stunde für mich Zeit. Auch er ist glücklich. Es ist jener Arzt, dem ich die Diagnose und letztendlich mein zurück gewonnenes, normales Leben verdanke. Ich esse mit ihm eine Torte. Den Essenstest habe ich bestanden, meint er. Das Schönste für ihn: Er kann mir beim Essen zuschauen. Ich habe meine ersten Texte dieses Buches mit. Mancher Arzt liest sie mit Tränen in den Augen. Ich verabschiede mich dankbar von ihnen. Sie sind dem Zebra auf die Spur gekommen.

Das Fest des Lebens

Nach der Sepsis mache ich einen Beschluss. Ich feiere ein Fest des Lebens. Das Leben gehört gefeiert. Es kann morgen schon zu Ende sein. Vier Monate später ist es so weit. Ich habe viele Freunde. Manche sind es erst richtig in der Zeit meiner Krankheit geworden. Viele Menschen, die ich nicht kenne, denken an mich. Gerne würde ich alle zu meinem Fest einladen. Alle, die sich mit mir freuen. Ich beginne zu planen. Alle – das wäre ein Marktfest. Dazu habe ich keinen Platz. Und die Organisation ist für mich nicht machbar. Also schränke ich mich ein. Alle, mit denen ich in irgendeiner Form einen direkten, persönlichen Kontakt in den letzten fünf Monaten meines geheimnisvollen Lebens hatte. Und alle, die in meiner Umgebung sind. Die Entscheidung ist schwer. Sechzig Freunde lade ich zum Fest ein. Ein kleiner Teil der vielen, die an mich denken. Sie hören Auszüge aus diesem Buch. Sie weinen und lachen. Sie essen und trinken – mit mir. Sie gestalten ein Lebensbild. Es ist ein berührender Tag. Er ist unvergesslich.

Das Bild hängt über meinem Bett. Es erinnert mich täglich. Unser Leben soll ein Fest sein.

Acht Tage nach der Entlassung aus dem fünfmonatigen Krankenhausaufenthalt mit fünf Operationen und vier Wochen nach der Bauchoperation gehe ich meinen ersten Berg. Zu diesem Zeitpunkt werde ich in der Nacht noch parenteral ernährt. Es ist wie ein Wunder.

Fünf Wochen nach der Entlassung begleite ich einen Hilfstransport nach Ostungarn.

Sechs Wochen nach der Entlassung mache ich meine vierte und erste große Bergtour mit einem kurzen Kletterstück.

In den folgenden Monaten mache ich etwas Reisen. Ich habe das Gefühl, dass ich einiges zum Nachholen habe.

Im Laufe des folgenden Jahres bestätigte sich jedoch die langjährige Erfahrung. Mein gesundheitlicher Zustand ist unberechenbar. Immer wiederkehrende körperliche Einschränkungen sind zu einem Teil meines Lebens geworden. Meine Krankheiten nehme ich an der Hand, wie ein kleines Kind. Ich verdränge sie nicht. Und ich halte sie nicht fest. Mit dieser inneren Freiheit lebe ich - und freue mich über mein Leben...

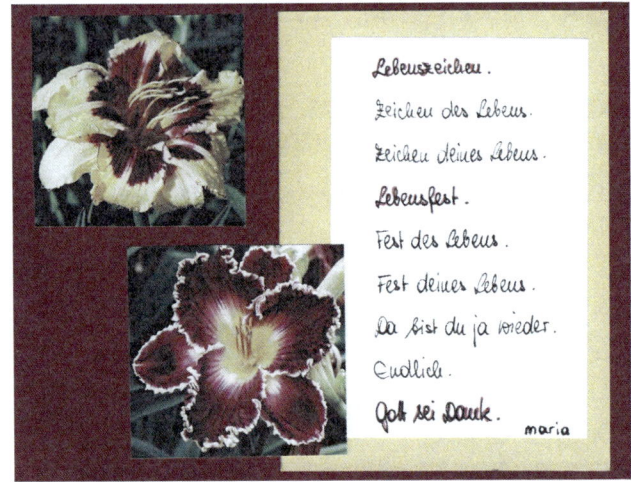

Lebenszeichen.

Zeichen des Lebens.

Zeichen deines Lebens.

Lebensfest.

Fest des Lebens.

Fest deines Lebens.

Da bist du ja wieder.

Endlich.

Gott sei Dank.

maria

Nachwort

Dass ich während der langen Zeit des Krankseins mit oft unerträglichen Schmerzen nicht verzweifelte, verdanke ich nicht zuletzt vielen Menschen. Allen voran danke ich Mag. Elisabeth Sallingen (Krankenhausseelsorgerin in Salzburg), die mich seit vielen Jahren begleitet und mir als Lektorin mit Rat und Tat bei der Entstehung dieses Buches zur Seite stand. Genauso lang begleitet mich Dr. István Kunz (klinischer Psychologe in Salzburg). Er bestärkte mich einerseits, auf der Suche nach einer körperlichen Ursache nicht aufzugeben, andererseits lernte ich durch ihn auch, mit einer Krankheit ohne Diagnose zu leben. Noch länger begleitet mich mein Hausarzt Dr. Christian Quadlbauer. Ihm bin ich sehr dankbar, dass er nicht die Hoffnung aufgegeben hat, eine Diagnose und Therapie zu finden. Das Gleiche gilt auch für Univ. Prof. Dr. Bruno Schneeweiß. Ohne ihn wäre ich nicht in die Hände des Spezialisten Univ. Prof. Dr. Ludwig Kramer und seines Teams gekommen. Ihnen danke ich herzlich für die eingehende Auseinandersetzung mit meinen Beschwerden und dafür, dass sie mich angehört und mir geglaubt haben, sowie für die Diagnosestellung. Oberarzt Dr. Harald Mauler muss ich hier gesondert erwähnen. Er war es, der als erster die Spuren dieser seltenen Erkrankung entdeckte. Univ. Prof. Dr. Georg Hagmüller danke ich herzlich dafür, dass er trotz Emeritierung und Ruhestand als einer der erfahrensten Gefäßchirurgen die Operation durchführte. Ich danke allen Ärzten, Pflegepersonen und Seelsorgern, die mich über die vielen Jahre hinweg immer wieder ein Stück begleiteten. Nicht zuletzt danke ich den vielen Freunden, die mir in der langen Krankheit treu blieben. Ich kann sie nicht alle beim Namen nennen. Und ich danke der unzählbaren Schar jener, die mich gedanklich und im Gebet begleiteten.

Die abgedruckten Bilder inkl. Titelbild sind ein Teil derer, die ich während meiner Krankheit im Krankenhaus malte. Die meisten davon entstanden im Bett. Ich danke dem Personal für das Verständnis und die Ermutigung dazu. Die meiste Zeit meines fünfmonatigen Krankenhausaufenthaltes hatte ich meinen „Technikrucksack" dabei. Neben dem Diskman und dem Laptop befand sich darin auch mein Fotoapparat. Die Texte und Gedichte sind zum Teil eins zu eins aus meinem Tagebuch übernommen. Die ersten Texte dieses Buches schrieb ich schon im Krankenhaus. Der Laptop war mir dabei eine große Hilfe. Internet und Telefon ermöglichten mir die Aufrechterhaltung vieler Kontakte. Ich danke meiner Nichte dafür, dass sie meinetwegen einige Monate auf ihr mobiles Internet verzichtete. Die Sprüche ohne Quellenangaben sind meine Gedanken. Alle Sprüche und Texte haben mich während der Krankheitszeit berührt oder ein Stück begleitet.

Um die Anonymität zu wahren, habe ich Namen und Anfangsbuchstaben der erwähnten Personen in den Texten und Mails verändert.

Anhang
Das Arteria mesenterica superior Syndrom

Das Arteria mesenterica superior Syndrom ist ein seltenes Krankheitsbild, das durch die Kompression des unteren Zwölffingerdarmes durch die Bauchschlagader und die namensgebende Arteria mesenterica superior verursacht wird. Dies führt vor allem nach dem Essen zu lang anhaltenden Schmerzen mit Übelkeit bis hin zum Erbrechen. Ein frühes Sättigungsgefühl ist ein weiteres typisches Symptom. Durch die daraus resultierende Gewichtsabnahme verstärken sich die Beschwerden, da es durch den Verlust von Fettgewebe im Bauchraum zu einer fortschreitenden Einengung des Darmes durch die Gefäße in diesem Bereich kommt.

Auslöser des Syndroms sind in erster Linie Unfälle mit Verletzungen im Wirbelsäulenbereich, die einen Narbenzug verursachen, sowie ausgeprägter Gewichtsverlust durch Essstörungen bzw. chronische Darmerkrankungen, die zur Mangelernährung führen.

Die Diagnose kann erst nach umfassender Abklärung und Ausschluss häufiger Krankheitsbilder erfolgen. Bildgebende Verfahren wie Ultraschall und Angiogaphie in Kombination mit endoskopischen Untersuchungen sind dabei wegweisend.

Wichtigstes Therapieziel ist den Gewichtsverlust zu stoppen und in Folge eine Gewichtszunahme zu erreichen. Dies gelingt zumeist durch Nahrungszufuhr über die Venen, wodurch der Fettanteil im Bauchraum gesteigert und somit der Abstand der den Dünndarm einengenden Gefäße vergrößert wird. Dies ermöglicht im nächsten Therapieschritt einen normalen Kostaufbau. Bei Patienten, die unter diesen Maßnahmen nicht genesen, muss der Dünndarm operativ aus der Umklammerung der Gefäße befreit werden.

Dr. Harald Mauler

Glossar

Agonie bezeichnet einen länger andauernden Todeskampf.

Anästhesist = Narkosearzt

Arterielle Katheter liegen in der Arterie an der Hand

Ein **Cava-Katheter** ist ein zentraler Venenzugang an der Hals- oder Schlüsselbeinvene.

Eine **Intraarterielle Blutdruckmessung** ist eine Blutdruckmessung über den arteriellen Katheter.

Eine **Magensonde** ist ein Schlauch, der durch Mund oder Nase entlang des natürlichen oberen Verdauungstraktes zum Magen vorgeschoben wird.

Nahrungskarenz ist der vollständige Verzicht auf Nahrungsaufnahme.

Ein **Opiat** ist ein starkes Schmerzmittel, das Substanzen enthält, die im Opium vorkommen. Einer der wichtigsten Stoffe ist das Morphin.

Palliativmedizin ist „die aktive, ganzheitliche

Behandlung von Patienten,[…] bei der die Beherrschung von Schmerzen, anderen Krankheitsbeschwerden, psychologischen, sozialen und spirituellen Problemen höchste Priorität besitzt." (Definition laut WHO)

Parenteral bedeutet Ernährung über die Vene.

Physikalist nennt man einen Arzt für physikalische Medizin.

Ein **Pneumothorax** ist ein meist akut auftretendes Krankheitsbild, bei dem Luft in den Pleuraspalt (Spalt zwischen Wandblatt und dem Lungenüberzug des Brustfelles) gelangt und damit die Ausdehnung eines Lungenflügels oder beider Lungenflügel behindert, so dass diese für die Atmung nicht oder nur noch eingeschränkt zur Verfügung stehen.

Ein **Port** (Port-a-cath) ist ein venöser Gefäßzugang, der aus einem Gehäuse und einem Katheter besteht, das unter die Haut implantiert wird.

Als **Schmerzpumpe** bezeichnet man ein Gerät, mit dem sich der Patient selbständig über die Vene Schmerzmittelgaben verabreichen kann.

Eine **Sedierung** bezeichnet die Dämpfung von

Funktionen des zentralen Nervensystems durch ein Beruhigungsmittel.

Sepsis = Blutvergiftung

Ein **Venflon** ist ein Venenzugang an der Armvene

ZVK = zentraler Venenkatheter – siehe Cava-Katheter